现代著名老中医名著重刊丛

儿科针灸疗法

任守中 著

人民卫生出版社

图书在版编目（CIP）数据

儿科针灸疗法/任守中著.—北京：人民卫生出版社，2012.2
（现代著名老中医名著重刊丛书）
ISBN 978-7-117-15296-9

Ⅰ．①儿… Ⅱ．①任… Ⅲ．①小儿疾病—针灸疗法 Ⅳ．①R246.4

中国版本图书馆 CIP 数据核字（2011）第 269243 号

| 门户网：www. pmph. com | 出版物查询、网上书店 |
| 卫人网：www. ipmph. com | 护士、医师、药师、中医师、卫生资格考试培训 |

现代著名老中医名著重刊丛书
第八辑
儿科针灸疗法

著　　者：任守中
出版发行：人民卫生出版社（中继线 010-59780011）
地　　址：北京市朝阳区潘家园南里 19 号
邮　　编：100021
E - mail：pmph @ pmph. com
购书热线：010-59787592　010-59787584　010-65264830
印　　刷：北京虎彩文化传播有限公司
经　　销：新华书店
开　　本：850×1168　1/32　印张：4.5
字　　数：89千字
版　　次：2012 年 2 月第 1 版　2024 年 12 月第 1 版第 6 次印刷
标准书号：ISBN 978-7-117-15296-9/R・15297
定　　价：14.00 元

打击盗版举报电话：010-59787491　E-mail：WQ @ pmph. com
（凡属印装质量问题请与本社市场营销中心联系退换）

出版说明

自 20 世纪 60 年代开始,我社先后组织出版了一些著名老中医经验整理著作,包括医案、医论、医话等。半个世纪过去了,这批著作对我国现代中医学术的发展发挥了积极的推动作用,整理出版著名老中医经验的重大意义正在日益彰显。这些著名老中医在我国近现代中医发展史上占有重要地位。他们当中的代表如秦伯未、施今墨、蒲辅周等著名医家,既熟通旧学,又勤修新知;既提倡继承传统中医,又不排斥西医诊疗技术的应用,在中医学发展过程中起到了承前启后的作用。他们的著作多成于他们的垂暮之年,有的甚至撰写于病榻之前。无论是亲自撰述,还是口传身授,或是由其弟子整理,都集中反映了他们毕生所学和临床经验之精华。诸位名老中医不吝秘术,广求传播,所秉承的正是力求为民除瘼的一片赤诚之心。诸位先贤治学严谨,厚积薄发,所述医案,辨证明晰,治必效验,具有很强的临床实用性,其中也不乏具有创造性的建树;医话著作则娓娓道来,深入浅出,是学习中医的难得佳作,为不可多得的传世之作。

由于原版书出版的时间已久,尽已很难见到,部分著作甚至已成为中医读者的收藏珍品。为促进中医临床和中医学术水平的提高,我社决定将部分具有较大影响力的名医名著编为《现代著名老中医名著重刊丛书》并分辑出版,以飨读者。

第一辑　收录 13 种名著

《中医临证备要》　　　　　　《施今墨临床经验集》
《蒲辅周医案》　　　　　　　《蒲辅周医疗经验》
《岳美中论医集》　　　　　　《岳美中医案集》
《郭士魁临床经验选集——杂病证治》
《钱伯煊妇科医案》　　　　　《朱小南妇科经验选》
《赵心波儿科临床经验选编》《赵锡武医疗经验》
《朱仁康临床经验集——皮肤外科》
《张赞臣临床经验选编》

第二辑　收录 14 种名著

《中医入门》　　　　　　　　《章太炎医论》
《冉雪峰医案》　　　　　　　《菊人医话》
《赵炳南临床经验集》　　　　《刘奉五妇科经验》
《关幼波临床经验选》　　　　《女科证治》
《从病例谈辨证论治》　　　　《读古医书随笔》
《金寿山医论选集》　　　　　《刘寿山正骨经验》
《韦文贵眼科临床经验选》　　《陆瘦燕针灸论著医案选》

第三辑　收录 20 种名著

《内经类证》　　　　　　　　《金子久专辑》
《清代名医医案精华》　　　　《陈良夫专辑》
《清代名医医话精华》　　　　《杨志一医论医案集》
《中医对几种急性传染病的辨证论治》
《赵绍琴临证 400 法》　　　　《潘澄濂医论集》
《叶熙春专辑》　　　　　　　《范文甫专辑》
《临诊一得录》　　　　　　　《妇科知要》
《中医儿科临床浅解》　　　　《伤寒挈要》
《金匮要略简释》　　　　　　《金匮要略浅述》
《温病纵横》　　　　　　　　《临证会要》

《针灸临床经验辑要》

第四辑　收录 6 种名著

《辨证论治研究七讲》　　　《中医学基本理论通俗讲话》

《黄帝内经素问运气七篇讲解》《温病条辨讲解》

《医学三字经浅说》　　　　《医学承启集》

第五辑　收录 19 种名著

《现代医案选》　　　　　　《泊庐医案》

《上海名医医案选粹》　　　《治验回忆录》

《内科纲要》　　　　　　　《六因条辨》

《马培之外科医案》　　　　《中医外科证治经验》

《金厚如儿科临床经验集》　《小儿诊法要义》

《妇科心得》　　　　　　　《妇科经验良方》

《沈绍九医话》　　　　　　《著园医话》

《医学特见记》　　　　　　《验方类编》

《应用验方》　　　　　　　《中国针灸学》

《金针秘传》

第六辑　收录 11 种名著

《温病浅谈》　　　　　　　《杂病原旨》

《孟河马培之医案论精要》　《东垣学说论文集》

《中医临床常用对药配伍》　《潜厂医话》

《中医膏方经验选》　　　　《医中百误歌浅说》

《中药炮制品古今演变评述》《赵文魁医案选》

《诸病源候论养生方导引法研究》

第七辑　收录 15 种名著

《伤寒论今释》　　　　　　《伤寒论类方汇参》

《金匮要略今释》　　　　　《杂病论方证捷咏》

《金匮篇解》　　　　　　　《中医实践经验录》

《罗元恺论医集》　　　　　《中药的配伍运用》

5

《中药临床生用与制用》　　《针灸歌赋选解》
《清代宫廷医话》　　　　　《清宫代茶饮精华》
《常见病验方选编》　　　　《中医验方汇编第一辑》
《新编经验方》

第八辑　收录 11 种名著

《龚志贤临床经验集》　　　《读书教学与临症》
《陆银华治伤经验》　　　　《常见眼病针刺疗法》
《经外奇穴纂要》　　　　　《风火痰瘀论》
《现代针灸医案选》　　　　《小儿推拿学概要》
《正骨经验汇萃》　　　　　《儿科针灸疗法》
《伤寒论针灸配穴选注》

　　这些名著大多于 20 世纪 60 年代前后至 90 年代初在我社出版,自发行以来一直受到广大读者的欢迎,其中多数品种的发行量达到数十万册,在中医界产生了很大的影响,对提高中医临床诊疗水平和促进中医事业发展起到了极大的推动作用。

6

　　为使读者能够原汁原味地阅读名老中医原著,我们在重刊时尽可能保持原书原貌,只对原著中有欠允当之处及疏漏等进行必要的修改。为不影响原书内容的准确性,避免因换算等造成的人为错误,对部分以往的药名、病名、医学术语、计量单位、现已淘汰的临床检测项目与方法等,均未改动,保留了原貌。对于原著中犀角、虎骨等现已禁止使用的药品,本次重刊也未予改动,希冀读者在临证时使用相应的代用品。

人民卫生出版社

2011 年 10 月

前言

中医学是极其丰富的宝藏，针灸疗法是祖国宝贵的医学遗产之一。针，是应用金属等制成的针，刺激身体上可以针刺的部位（穴位）的治疗方法；灸，是应用艾绒等燃着后所产生的温热，刺激身体上可以灸治的部位（穴位）的治疗方法。

针灸疗法从发明到现在已有悠久的历史。远在石器时代，中国就已经开始应用石头磨成的针来治病了。后来发现金属以后，就改用金属制成的针来治病。灸治的起源，推测是在发明钻木取火，懂得熟食以后，从发明到现在也已经有悠久的历史。我国最古的一部叫做《内经》的医书里就已经有了关于针灸的记载。

中国历代专门讲针灸或载有针灸的书籍很多，除《素问》与《灵枢》（合称《内经》）以外，还有很多，例如：《难经》，晋·皇甫谧著的《针灸甲乙经》，唐·孙思邈撰的《千金方》，宋·王惟德撰的《铜人腧穴针灸图经》，元·滑伯仁撰的《十四经发挥》及明·杨继洲撰的《针灸大成》等。

历代针灸著作虽很多，但介绍小儿针灸的专书还是很少。作者自 1955 年及 1956 年先后在《中华儿科杂志》上发表了"针灸疗法在小儿科的应用"，"针灸治疗小儿麻痹症及其后遗症的体会"及"针灸治疗单纯性消

7

化不良的观察与体会"等论文后，曾接到很多读者来函；要求我介绍针灸治疗小儿科疾病的方法，并建议编写这类书籍。因此，我在领导与同志们的鼓励下，愿将临床经验介绍给人民，写成这本书，供作参考，并且衷心地恳请专家们及同道们加以指正！

任守中

8

目录

9

11

第一章 小儿针灸疗法的特点

一、小儿针灸疗法的特点

小儿针灸疗法与一般的针灸疗法具有同样的特点，例如：

1. 针灸的治疗范围很广，而且确有疗效。

2. 针灸治疗只需用针、艾绒以及酒精等都很便宜，不需其他药物，故能达到节约的目的。

3. 针灸治疗所需用的器材如针、艾卷、酒精、棉花签等，都很容易携带，故很便利。

4. 只要应用正确的方法施行针灸，也是相当安全的。

二、施行小儿针灸较大人困难

中医研究院鲁之俊院长在其所著《新编针灸学》内明确指出了："针灸对小儿较大人困难"。作者在应用针灸治疗的实践中，也深刻体会到这一点。尤其是针治婴、幼儿更为困难；但这种困难是可以克服的，兹分述如下：

1. 施行小儿针灸治疗时，很多小儿乱动，不与施术者合作，克服的方法是：对儿童温和地解释针治时所用的针是很细的并不疼痛，灸治时会感到一种有温热舒适的感觉并不痛苦。最有效的方法是让患儿看一看针灸时合作的小儿，争取引导患儿合作；对不合作患儿宜请护理人员或助手协助固定患儿以免乱动。

2. 为婴、幼儿施行针灸治疗时，患儿不像大人能诉说针刺与灸治时的感觉，因此必须掌握针治时的"气至"；为婴、幼儿及不合作儿童灸治时，建议应用回旋灸法。

第二章 针 法

一、针的种类

针治小儿常用的针有三种。

1. 毫针 针体细，使用时应用捻转法，为小儿针治时最常用的针，其长度 1～1.5 寸，针刺面部及头顶部穴位时亦可应用 5 分的毫针，针刺较大儿童环跳穴时需要应用 2 寸或更长的针。患儿与施术者合作时宜用较细的 30 号或 31 号针，对不合作小儿用 28 号针较为妥当。

2. 圆利针 针体较毫针稍粗而坚硬，速刺时宜用 5 分或 1 寸长的细圆利针。

3. 皮肤针 是对于皮肤表面施行浅刺时所用的针，样式很多。作者所设计的一种小儿皮肤针是用七支 26 号 1 寸长的不锈钢针用银丝将其一端捆在一起做成针柄，七支不锈钢针排列的方法是中间一支，周围六支；应用时手持针柄进行浅刺。

为小儿针治时最好用合金或不锈钢制成的针，针治较大而且合作的儿童亦可应用金或银制的毫针。

3

《二、针的结构》

针的结构分为下列四部分(图1):

1. 针柄　手持的部位。
2. 针根　紧接针柄的部位。
3. 针体　针根与针尖之间。
4. 针尖　针的尖端。

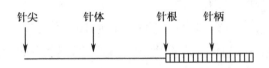

针尖　　　　针体　　　　　针根　针柄

图1　针的各部名称

《三、针刺的方向》

4

1. 直针　针治时,针与针刺部位的皮肤成直角,叫直针。这是针治时最常用的针刺方向。

2. 斜针　针治时,针与针刺部位的皮肤成35°以上,90°以下的角度,叫斜针。

3. 横针　针治时,针与针刺部位的皮肤成15°左右的角度,叫横针。(图2)

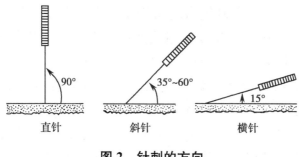

图2 针刺的方向

四、针刺的深浅

为小儿针治时,针刺的深度较成人为浅,应根据患儿的年龄与胖瘦而不同:年龄愈小,针刺愈浅;年龄较大与身体胖者,针刺较深;身体瘦者,针刺较浅。针刺的深度,除应按照患儿年龄的大小及身体的胖瘦适当增减外,主要取决于针刺的穴位,例如:环跳穴等宜深刺;少商、商阳、中冲等穴宜浅刺。针刺的深浅,亦取决于所采用的针治方法:用皮肤针连续点刺法或速刺法针治时,一般仅针刺1、2分深,远较应用捻转法针治时为浅。

五、针刺前的准备

1. 根据采用的针治方法及部位,选择适当的针,用捻转法时,宜用毫针,并根据针刺的部位与深浅,选择适当长度的针;针刺头顶或面部等处穴位时宜选择5分至1寸的短针,针刺四肢穴位时宜用1寸至1寸5分的针，针刺小儿环跳穴时宜用1寸5分至2寸甚至更长的针。用速刺法或施行连续点刺法时，宜用细圆利针。施行于较大皮肤面浅刺时，宜用皮肤针。

2. 检查拟使用的针是否已有损伤，若针已有损伤即不可再用，以免折针。

3. 用70%或75%的酒精浸针半小时，浸针时宜注意必须将针根、针体与针尖全部浸于酒精内。

4. 为小儿针治时，最好采取仰卧位、俯卧位或侧卧位。若小儿较大而且合作亦可采取坐位。

5. 对初诊患儿或其家长宜进行适当的解释，解除患儿及其家长不必要的顾虑与恐惧，尽力争取患儿的合作。

六、针法的操作

6

（一）取穴

根据患儿病情与诊断，拟定针刺的穴位，最好用拇指甲在皮肤上压出十字形的记号。

（二）消毒

一般的穴位消毒可用70%或75%的酒精在拟定的穴位进行消毒。若针刺腹部穴位，头顶部穴位，项部的风府与哑门，脊椎棘突间的穴位（例如：督脉上的大椎、陶道、身柱、命门及阳关等穴位）及臀部的环跳穴时，宜用2.5%的碘酒，再用70%或75%的酒精消毒。

（三）针法

针治小儿的方法有四种：

1. 捻转法　分为用押手捻转法及不用押手捻转法两种。捻转法是用毫针治病的方法。操作时，用一手的拇指与食指持针柄，然后捻转进针。进针后，施行捻转进针，捻转退针，左右捻动，提插及留针等手法，给予适当的刺激后，捻转退针。上下捣动的手法在小儿很少应用。针治小儿，一般不用留针；年龄较大且能合作的儿童在必要时亦可留针。捻转进针后，患儿诉说感到酸、麻、胀等感觉时，宜进行左右捻转或提插等手法，给予适当的刺激后，捻转退针。为婴、幼儿及不合作儿童针治时，宜于发生刺针的感应时，也就是说当施术者感到"气至"时，应用捻转提插等手法，给予适当的刺激。当"气至"的时候，会感到针下沉紧，一种好像鱼吞钩饵的感觉，也就是《标幽赋》上所说的"气之至也，如鱼吞钩饵之沉浮……"捻转时，可用另外一只手固定患儿针刺部位，亦即所谓不用押手捻转法。捻转时，也可用另一只手的食指与中指平押在针的两旁，即所谓用押手捻转法。采用押手捻转法时，最好不要用食指与中指紧紧地夹住针体，避免押手与针体或针尖接触，以免污染针体或针尖。施术时宜聚精会神，遵行古人的遗教："持针者，手如搏虎，势若擒龙，心无外慕，如待贵宾。"

2. 速刺法　应用圆利针治疗的方法。操作时，用拇指、食指和中指持针，迅速刺入 1～2 分深，即行出针。

3. 皮肤针法　应用皮肤针对于皮肤一定部位施行浅刺的方法。用一只手的拇指、食指与中指持皮肤针的针柄进行浅刺，操作时持皮肤针的手由腕部活动一起一落，好像鸟儿啄食一般。

4. 连续点刺法　应用1寸或5分的细圆利针，在针刺部位上连续点刺数下，好像鸟儿啄食似的，给予浅刺。

（四）注意事项

捻转法或速刺法针刺后，宜用消毒的干棉签或干棉球轻揉针孔，促使针孔闭合。若用皮肤针或连续点刺法时，因针刺很浅，针后不必用干棉签或棉球揉针孔。

七、晕针、滞针、弯针、折针的处理

（一）晕针

针治时偶然遇到的一种晕厥现象。症状：面色苍白、出冷汗、头晕、眼花、四肢厥冷、恶心，甚至晕倒。晕针较易发生于初次针治的患儿，因惧怕针刺，或神经过敏，体位不合适所致。身体过于衰弱，饥饿或疲劳过度时也容易发生晕针。根据小儿针治以往临床的经验，未曾遇到过婴、幼儿晕针现象，可能是为婴、幼儿针治时多系采用卧位的缘故。较大儿童可能比较容易发生晕针，因为较大儿童比较懂事，可能因惧怕针刺，神经过度紧张，神经过敏而发生晕针，故宜特别注意，提高警惕，做好预防晕针的工作。预防晕针的方法是：

1. 针治小儿时，最好采取卧位，尤其是对初次来针治的患儿，以及身体衰弱，神经过敏，惧怕针刺的患儿，均宜采取卧位。对于饥饿的患儿最好不针，若不能进食而必须针治时，亦必须采取卧位，而且宜采用比较弱的刺激。对于过于疲劳的患儿，宜休息片刻后再行针刺，并宜采取卧位。

2. 对于初次针治及惧怕针刺，精神紧张，神经过敏的儿童，应做好解释工作。向其解释针灸疗法是相当安全的疗法，针刺时不疼，只是感觉有点酸麻，并不难受，解除患儿不必要的顾虑与惧怕。

3. 针治时，应当避免强烈的刺激。倘若发生晕针时，应当及时处理，处理的方法是：①使患儿平卧床上，去掉枕头，使头部放低。②针刺人中、少商、中冲等穴位急救。

（二）滞针

针治时，遇到捻转不动、进退不能的情形，即为滞针，可能因局部肌肉痉挛所致。遇此情形，不可惊慌失措。处理的方法是：

1. 留针不动，待局部肌肉松弛后再捻转退针。

2. 用手指在滞针附近循按，使肌肉松弛，即可将针退出。

3. 若仍退不出针，也可以在滞针附近的其他穴位再刺一针，常会解除滞针的困难。

4. 用艾卷灸针刺部位及其周围。

（三）弯针

入针后，有时会发生针在人体内变成弯曲的情形，名为弯针。由于患儿的乱动，可能发生弯针，故应时刻提高警惕，预防弯针的发生。预防的方法是：首先争取患儿的合作，嘱患儿于针治时不要乱动。必要时，宜请护理人员或助手协助固定患儿的体位。针治时，宜避免给予突然过强的刺激，以免引起局部肌肉急剧收缩而引起弯针。针治前宜找准穴位，针治时宜避免针尖触到坚硬的组织，以免引起弯针。针刺小儿两骨之间的穴位时，例如针刺胫骨与腓骨之间的足三里穴时，由于患儿下肢突然乱动可能发生针体被胫骨与腓骨夹住的情况。此时持针的手应立即放松，以免发生弯针甚至折针。针在体内变成弯曲时，应当顺着弯曲的方向，轻轻捻动，向针柄倾斜的方向将针顺势缓缓退出，切不可用力捻转提插，以免更难将针退出，甚至发生折针。

（四）折针

如针的质量欠佳或针体已有损伤而依然使用，均有可能发生针在体内折断的情形。针治时，如果突然给予过强的刺激，即可能引起肌肉突然发生强烈的痉挛而引起折针。针刺时，患儿突然肢体乱动亦可能发生折针。万一针折断在体内时，施术者务宜镇静，如果针体外露，可用镊子、钳子或手将针拔出；如果折断部分全在皮下，应当即刻设法将针向外托出；如果断在体内的针离骨骼很近，可利用骨骼将针顶出。如不能取出，折针亦不在重要脏器附近，大都不致发生危险，因为时间久了，断针部分在体内即被氧化或被结缔组织包围，而不致发生危害。如折针近于重要脏器时，应及时请外科医师处理。折针在体内虽然很少发生危害，但亦应尽力防止，尤其是为不合作小儿针治时，更应当特别加以警惕。预防折针，应注意以下几点：

1. 针的选择　一定要用合金或不锈钢等制成的质量好而且富有弹性的针。

2. 针治前的准备　应当检查所要用的针，若针体有损伤即不可用。或发生过硬弯，即不可再用。

3. 针治时，不要施行突然的强刺激。

4. 针治时，不应将针体全部刺入体内，要将针体的一部分留在皮外。

八、指针疗法

指针疗法是以手指代针治疗疾病的方法，操作时用指尖按压、揉按或掐的手法在穴位上施以适当的刺激。这种疗法易于学习，并且适用于小儿，值得推广应用。指针疗法对于某些病症确有疗效。例如：休克、晕厥及虚脱的患者急救时，可用拇指、食指或中指掐人中穴。咽喉痛、咳嗽，可用食指抵鱼际，拇指掐合谷穴。头痛，可以用指尖按压、揉按或掐太阳、头维等穴。牙痛可用指尖按压、揉按或掐颊车、下关等穴。

11

九、禁　刺

有些穴位是不能针刺的，例如：腹部的神阙穴，因为脐窝难以消毒，针刺后易感染。前囟门尚未闭合的婴、幼儿头顶部的囟会穴是禁止针刺的。

有些穴位是禁止深刺的，例如：项部的风府穴的深部为延髓所在，不宜深刺；哑门穴的深部有脊髓，亦不宜深刺。肩井穴亦不可深刺，因深刺恐伤及锁骨下动脉。此外，背部的椎旁，大杼、风门及肺俞等穴亦不可深刺。

凡需用外科手术或其他方法才能治好的病症，都应视为针治的禁忌症，例如：急性腹膜炎、肠套叠、气管异物、骨折等。

第三章 灸 法

灸治是用艾绒等燃着后，以其所产生的温热刺激人体上的穴位防治疾病的方法。灸治的方法有艾卷灸法、艾炷灸法及温灸器灸治法。

一、艾卷灸法

艾卷灸法是用纸将艾绒卷成艾卷，用一手的拇指、食指与中指持着艾卷的一端，将艾卷的另外一端燃着，靠近灸治穴位的皮肤，给以温热的刺激。这种灸法是中医研究院针灸研究所朱琏所长倡用的，这种灸法既方便而且效果良好，值得广泛应用。

朱琏同志在《新针灸学》（1954 年 10 月新 1 版）中介绍的艾卷灸操作法有两种：

1. 温和灸法　手持艾卷的一端，将燃着的艾卷，靠近欲灸治穴位，连续地给予患者温和舒适的刺激。

2. 雀啄灸法　将燃着的艾卷对准皮肤上应灸治的穴位，一起一落，像麻雀啄食般给以断续的温热刺激。

以上两种灸法均适用于年龄较大而且与施术者很合作的儿童。年龄较小及不合作的儿童用以上两种灸法，均感困难。因此，作者在温和灸法的基础上研究出回旋灸法：将艾卷燃着的一端距灸治取穴皮肤约 1.5～2cm

13

高处缓慢地做小回旋动作，向左或向右回旋均可。这种回旋灸法对婴幼儿、儿童都很适合，是艾卷灸法中的一种新而且实用的操作方法。

应用艾卷灸法为小儿灸治时，每个穴位可以灸 2～5 分钟或灸至局部发红为度。

二、艾炷灸法

艾炷灸法（图 3）是将艾绒捏成圆锥状的艾炷，放在灸治的穴位上，燃着艾炷的尖端，燃烧到皮肤感觉烫的时候就拿掉，再换上一个艾炷。每用一个艾炷，叫做灸一壮。艾炷灸法效果良好，但是操作较艾卷灸麻烦，而且必须得到患者的合作，因而年龄较大的患儿才能使用，每次可以灸 2～5 壮。

14

艾炷灸法可按艾炷下面是否隔以其他物质，分为着肤灸、隔姜灸、隔蒜灸与隔盐灸：

1. 着肤灸　灸治时，将艾炷直接放在灸治穴位的皮肤上。

2. 隔姜灸　灸治时，将薄姜片垫在艾炷下面。

3. 隔蒜灸　灸治时，将薄蒜片垫在艾炷下面。

4. 隔盐灸　灸脐时，放盐粒于脐窝内，上置艾炷灸之。（图 3）

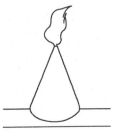

图 3　艾炷灸法

三、温灸器灸法

温灸器灸治法是用一种容器,内燃艾绒以所发生的温热治疗疾病的方法。灸腹部、腰部或背部时比较适用,每次可以灸 2~5 分钟。这种灸法不适用于婴、幼儿及年龄较小的儿童。年龄较大的儿童可以应用。(图4)

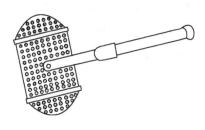

图 4　温灸器灸治法

15

四、禁　灸

人体上有些穴位是禁灸的,例如:攒竹、睛明、丝竹空等眼睛周围的穴位是禁灸的。此外,头维、太阳、迎香、禾髎、风府、哑门等穴也是禁灸的。头顶部的囟会穴在前囟门尚未闭合的小儿,不但禁针,而且禁灸。

五、灸治时的注意事项

1. 灸治时,应聚精会神、耐心地操作;预防患儿于灸治时突然乱动；于灸治前解释灸治并无痛苦，并嘱患儿于灸治时不要乱动，必要时，应请人协助固定患儿。

2. 为婴、幼儿灸治时，最好用回旋灸法。灸治时，用一手持艾卷；另一手食指与中指分开，平押于灸治穴位的两旁，以预防患儿突然移动时好给予固定。

3. 灸治时，宜注意观察患者，因灸治时亦会发生晕厥、出冷汗等症状，即所谓晕灸。发生晕灸时，应立即处理。处理的方法与晕针同。

4. 灸完后应将艾卷燃着的一端剪掉，投入带盖的瓷罐内，以免艾绒复燃，引起火灾。

16

第四章 孔穴总论

一、孔穴、经穴与经外奇穴

人身上可以针刺或灸治的部位叫做孔穴，又叫做穴位，也就是针灸治疗时所采用的刺激点。这些穴位是数千年来应用针灸治病的实践当中逐渐发现和积累起来的，经验证明身体上每一个穴位并非对各种病症都同样有效，因此我们在应用针灸治病时，必须根据病症选择适当的穴位，而且需取穴准确并给予适当的刺激，才能收到效果。

人身上有十四经脉。所谓经脉，就是全身气血循行的通路。根据中医学的记载，人体有五脏（心、肝、脾、肺、肾）六腑（大肠、小肠、三焦、胃、胆、膀胱），外加心包，共有十二脏腑，各分别与经脉有着非常密切的联系，即所谓十二经脉，再加上头背部正中线的督脉与胸腹部正中线的任脉，合称为十四经脉。

气血的循行，由手太阴肺经开始，依次经过手阳明大肠经、足阳明胃经、足太阴脾经、手少阴心经、手太阳小肠经、足太阳膀胱经、足少阴肾经、手厥阴心包络经、手少阳三焦经、足少阳胆经及足厥阴肝经；由足厥阴肝经又回到手太阴肺经，气血就是这样的在十二经内

17

周而复始地循环不息。气血循行一周回到肺经以后，另有一个分支，气血由手太阴肺经通过督脉，由督脉循行至任脉，由任脉又回到手太阴肺经。

在十四经脉上的穴位叫做经穴。《十四经发挥》、《铜人腧穴针灸图经》均记有穴名 354 个，《针灸大成》记载经穴名 359 个。十四经以外的孔穴，叫做经外奇穴。

二、测定穴位的方法

1. 中指同身寸法　使患者中指屈曲，各节互成直角时，第一、二节间横纹尖与第二、三节间横纹尖之间的距离，作为 1 寸，叫做中指同身寸，为度量患者四肢的横寸与直寸的标准单位，也可用做度量患者腰背部横寸的标准单位。（图 5）

2. 头部直寸的折量法　以大椎至眉心（两眉头的中央）作为 18 寸，将大椎至眉心的距离折成 18 等分，每 1 等分叫做 1 寸，作为头部直寸的标准单位。

3. 头部横寸的折量法　以目内眦至目外眦之间宽度，作为 1 寸，用以测量头部的横寸。亦可将头部两个头维穴之间的距离，作为 9 寸，折成 9 等分，每 1 等分作为 1 寸，为测量头部横寸的标准单位。

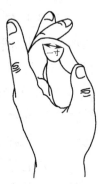

图 5　中指
同身寸

4. 胸部与腹部横寸的测量法　将两乳头之间的距离作为8寸，分为8等分，每一等分即为1寸，为测量胸腹部横径的标准单位。

5. 胸部直寸的测量法　自胸骨柄颈切迹上缘中央的天突穴至两乳头连线中点的膻中穴之间的距离，作为8寸，为量胸部直寸的标准。

6. 腹部直寸的测量法　自剑突至脐作为8寸，作为量上腹部直寸的标准。自脐至耻骨联合上缘的曲骨作为5寸，分为5等分，每1等分作为1寸，为测量下腹部直寸的标准。

7. 依据明显的解剖标志定穴的方法　身体上有很多明显的解剖标志，可以利用这些标志来定穴位。测定背部及腰部直线上的穴位时，可以根据脊椎棘突来定穴位，例如：大椎穴的定穴法是在第七颈椎棘突之下的凹陷处，阳关穴的定穴法是在第四腰椎棘突与第五腰椎棘突之间，又如阳陵泉的定穴法是在腓骨小头的前下方凹陷处。

19

三、针灸治疗儿科病症常用穴位

人体上可以针灸的穴位很多，仅将针灸治疗儿科病症常用穴位的定穴法、神经分布、针刺深度（以中指同身寸为标准）、灸治时间以及治疗病症分述之。

（一）手太阴肺经穴

1. 尺泽

定穴法：肘窝横纹的桡侧端。

神经分布：桡神经及前臂外侧皮神经。

针灸疗法：针3分深，灸2～3分钟（有的书中记载禁灸）。

治疗病症：小儿麻痹症、支气管炎、支气管喘息、小儿惊厥。

2. 列缺

定穴法：在桡骨茎突的上方，腕上1寸5分处。

神经分布：桡神经及前臂外侧皮神经。

针灸疗法：针1～2分深，灸2～5分钟。

治疗病症：颜面神经麻痹、颜面神经痉挛、头痛（腰椎麻醉后头痛等）、牙痛、三叉神经痛、桡神经麻痹。

3. 少商

定穴法：在拇指桡侧，距爪甲角1分处。

神经分布：桡神经的浅支及正中神经分布的指掌侧固有神经。

针灸疗法：针1分深，不宜灸。针治因患急性扁桃腺炎而发高烧的患儿时，针刺后少量放血更为有效。

治疗病症：小儿惊厥（包括癫痫）、休克、晕厥、急性扁桃腺炎、喉头炎、口腔炎、横膈膜痉挛。

（二）手阳明大肠经穴

1. 商阳

定穴法：在食指的桡侧，去爪甲角1分处。

神经分布：来自正中神经的指掌侧固有神经。

针灸疗法：针1分深，不宜灸。

治疗病症：小儿惊厥（包括癫痫）、急性扁桃腺炎、喉头炎、牙痛。

2. 合谷

定穴法：手第一掌骨与第二掌骨之间，靠近第二掌骨边缘。

神经分布：桡神经。

针灸疗法：针 3～5 分深，灸 2～5 分钟。

治疗病症：小儿麻痹症、颜面神经麻痹、颜面神经痉挛、小儿惊厥、癫痫、舞蹈病、虚脱、单纯性消化不良、幽门痉挛、支气管喘息、支气管炎、急性扁桃腺炎、头痛、牙痛、衄血、耳聋、耳鸣、失语症。

3. 手三里

定穴法：肘横纹外端曲池穴之下 2 寸。

神经分布：桡神经及前臂背侧皮神经。

针灸疗法：针 3～5 分深，灸 2～5 分钟。

治疗病症：小儿麻痹症、风湿性肘关节炎、牙痛、口腔炎。

4. 曲池

定穴法：屈肘时，肘横纹的外端。

神经分布：桡神经及前臂背侧皮神经。

针灸疗法：针 5 分深，灸 2～5 分钟。

治疗病症：小儿麻痹症、舞蹈病、风湿性肘关节炎、急性扁桃腺炎、支气管炎、支气管喘息、肋间神经痛。

5. 肘髎

定穴法：曲池穴上 1 寸。

神经分布：臂背侧皮神经。

针灸疗法：针 3 分深，灸 2～5 分钟。

治疗病症：小儿麻痹症、风湿性肘关节炎。

6. 臂臑

定穴法：肘上 7 寸，在肱骨的外侧，肩髃穴下 3 寸处。

神经分布：腋神经与臂背侧皮神经。

针灸疗法：针 3 分深，灸 2～5 分钟。

治疗病症：小儿麻痹症、臂神经痛。

7. 肩髃

定穴法：在肩端。

神经分布：臂外侧皮神经及后锁骨上神经。

针灸疗法：针 5～6 分深，灸 2～5 分钟。

治疗病症：小儿麻痹症、风湿性肩关节炎、臂神经痛。

8. 禾髎

定穴法：人中穴旁 5 分处，在鼻翼及上唇之间。

神经分布：三叉神经第二支的眶下神经。

针灸疗法：针 1～3 分深，禁灸。

治疗病症：急性鼻炎、慢性鼻炎、衄血、颜面神经麻痹、颜面神经痉挛。

9. 迎香

定穴法：鼻孔旁，鼻翼外缘。

神经分布：颜面神经及三叉神经第二支的眶下神经。

针灸疗法：针 1～2 分深，禁灸。

治疗病症：急性鼻炎、嗅觉减退、衄血、喘息、颜面神经麻痹。

（三）足阳明胃经穴

1. 四白

定穴法：眼直视时，瞳孔之下方1寸处。

神经分布：颜面神经及三叉神经第二支的眶下神经。

针灸疗法：针1～3分深，灸2～3分钟（灸时患者宜仰卧，闭目）。

治疗病症：颜面神经麻痹、颜面神经痉挛、三叉神经痛、上颌窦炎。

2. 地仓

定穴法：口角外方约4分处。

神经分布：颜面神经及三叉神经第二、三支。

针灸疗法：针3分深，灸2～5分钟。

治疗病症：颜面神经麻痹、颜面神经痉挛、口裂诸肌痉挛、三叉神经痛。

3. 颊车

定穴法：下颌角前上方一横指处。

神经分布：颜面神经、三叉神经第三支及耳大神经。

针灸疗法：针3分深，灸2～5分钟。

治疗病症：颜面神经麻痹、颜面神经痉挛、三叉神经痛、齿神经痛、口腔炎、流涎症、急性扁桃腺炎。

4. 下关

定穴法：耳前，颧骨弓下。

神经分布：颜面神经及三叉神经第三支。

23

针灸疗法：针3分深，灸2～3分钟（有的书上记载禁灸）。

治疗病症：颜面神经麻痹、齿神经痛、三叉神经痛。

5. 头维

定穴法：神庭穴（眉间之上3寸）旁开4寸5分处。

神经分布：颜面神经及三叉神经第一、二支。

针灸疗法：针3分深，禁灸。

治疗病症：头痛、偏头痛、颜面神经麻痹。

6. 梁门

定穴法：中脘穴（脐上4寸）旁开2寸。

神经分布：肋间神经。

针灸疗法：针3～5分深，灸2～5分钟。

治疗病症：急性胃炎、胃痉挛、食欲减退、消化不良。

7. 天枢

定穴法：脐两旁2寸处。

神经分布：肋间神经。

针灸疗法：针5分深，灸2～5分钟。

治疗病症：单纯性消化不良、习惯性便秘。

8. 伏兔

定穴法：膝上6寸，股骨的前外侧。

神经分布：股神经。

针灸疗法：针5～6分深，灸2～3分钟。

治疗病症：小儿麻痹症、脚气病。

9. 阴市

定穴法：膝上 3 寸，股骨的前外侧。

神经分布：股神经。

针灸疗法：针 3～4 分深，灸 2～3 分钟。

治疗病症：小儿麻痹症、脚气病。

10. 梁丘

定穴法：膝上 2 寸，股骨的前外侧。

神经分布：股神经。

针灸疗法：针 3～4 分深，灸 2～5 分钟。

治疗病症：小儿麻痹症、风湿性膝关节炎。

11. 足三里

定穴法：在外膝眼之下 3 寸，胫骨外侧。

神经分布：腓深神经及腓肠外侧皮神经。

针灸疗法：针 2～5 分深，灸 2～3 分钟。

治疗病症：单纯性消化不良、习惯性便秘、急性胃炎、慢性胃炎、胃及十二指肠溃疡、胃痉挛、幽门痉挛、食欲减退、脚气病、小儿麻痹症、风湿性膝关节炎、舞蹈病。

25

12. 上巨虚

定穴法：足三里穴下 3 寸，在胫骨与腓骨之间。

神经分布：腓深神经及腓肠外侧皮神经。

针灸疗法：针 3～5 分深，灸 2～5 分钟。

治疗病症：小儿麻痹症、脚气病、食欲减退、消化不良。

13. 下巨虚

定穴法：足三里穴下 6 寸，在胫骨与腓骨之间。

神经分布：腓深神经及腓肠外侧皮神经。

针灸治疗：针 3~5 分深，灸 2~5 分钟。

治疗病症：小儿麻痹症、脚气病、食欲减退。

14. 解溪

定穴法：足腕上系鞋带处。

神经分布：腓浅神经。

针灸疗法：针 3~5 分深，灸 2~5 分钟。

治疗病症：小儿麻痹症、风湿性踝关节炎、便秘。

15. 内庭

定穴法：二足趾与三足趾之趾缝处。

神经分布：趾背神经。

针灸疗法：针 3 分深，灸 2~5 分钟。

治疗病症：衄血、牙痛。

16. 厉兑

定穴法：足第二趾外侧，趾甲旁 1 分处。

神经分布：趾背神经。

针灸疗法：针 1 分深，灸 2~3 分钟。

治疗病症：急性扁桃腺炎、消化不良。

(四) 足太阴脾经穴

1. 隐白

定穴法：足大指内侧，趾甲旁 1 分处。

神经分布：趾背神经。

针灸疗法：针 1 分深，灸 2~3 分钟。

治疗病症：小儿惊厥、晕厥。

2. 商丘

定穴法：内踝前下方凹陷处。

神经分布：足背内侧皮神经（来自腓浅神经）及小腿内侧皮神经。

针灸疗法：针 3 分深，灸 2～5 分钟。

治疗病症：小儿麻痹症。

3. 三阴交

定穴法：内踝上 3 寸，胫骨后。

神经分布：隐神经及胫神经。

针灸疗法：针 3～4 分深，灸 2～5 分钟。

治疗病症：小儿麻痹症、舞蹈病、夜间遗尿症、膀胱痉挛、膀胱麻痹、神经衰弱、失眠。

4. 阴陵泉

定穴法：膝下 2 寸，胫骨后缘。

神经分布：隐神经及胫神经。

针灸疗法：针 3～5 分深，灸 2～3 分钟，不宜多灸。

治疗病症：小儿麻痹症、夜间遗尿症、膀胱痉挛、膀胱麻痹、脚气病、失眠。

5. 血海

定穴法：在大腿内侧，髌骨上缘的上 1 寸处。

神经分布：隐神经及股神经。

针灸疗法：针 3～4 分深，灸 2～5 分钟。

治疗病症：小儿麻痹症。

6. 箕门

定穴法：在大腿内侧，膝上 6 寸。

神经分布：股神经及闭孔神经。

针灸疗法：针 3～5 分深，灸 2～5 分钟。

27

治疗病症：小儿麻痹症、夜间遗尿症、尿闭。

7. 大横

定穴法：脐旁开 4 寸处。

神经分布：肋间神经。

针灸疗法：针 3～5 分深，灸 2～5 分钟。

治疗病症：习惯性便秘。

(五) 手少阴心经穴

1. 少海

定穴法：肘横纹的尺侧端（内端）。

神经分布：臂内侧皮神经及前臂内侧皮神经。

针灸疗法：针 2～3 分深，灸 2～5 分钟。

治疗病症：肋间神经痛、小儿麻痹症。

2. 灵道

定穴法：在尺骨下部之前内侧，掌后 1 寸 5 分处。

神经分布：尺神经及前臂内侧皮神经。

针灸疗法：针 3 分深，灸 2～5 分钟。

治疗病症：小儿麻痹症、尺神经麻痹、癔病、肘关节炎。

3. 通里

定穴法：掌后尺侧，腕上 1 寸。

神经分布：尺神经及前臂内侧皮神经。

针灸疗法：针 3 分深，灸 2～5 分钟。

治疗病症：头痛、眩晕、神经性心悸亢进、急性扁桃腺炎、癔病。

4. 神门

定穴法：掌后尺侧，腕横纹之尺侧端。

神经分布：尺神经及前臂内侧皮神经。

针灸疗法：针 3 分深，灸 2～5 分钟。

治疗病症：尺神经麻痹、精神病、失眠、神经性心悸亢进、舞蹈病、小儿惊厥、癫痫、急性扁桃腺炎。

5. 少冲

定穴法：在小指桡侧，去爪甲角 1 分处。

神经分布：尺神经的分支。

针灸疗法：针 1 分深，灸 2～3 分钟。

治疗病症：小儿惊厥、喉头炎、肋间神经痛、神经性心悸亢进。

（六）手太阳小肠经穴

1. 少泽

定穴法：小指尺侧，指甲旁 1 分处。

神经分布：来自尺神经之指掌侧固有神经。

针灸疗法：针 1 分深，灸 2～3 分钟。

治疗病症：小儿惊厥、急性扁桃腺炎、头痛。

2. 肩贞

定穴法：肩关节后下方，直对腋缝。

神经分布：腋神经，臂背侧皮神经，臂内侧皮神经及肋间神经外侧皮支。

针灸疗法：针 5 分深，灸 2～3 分钟。

治疗病症：小儿麻痹症、肩关节炎。

3. 听宫

定穴法：耳垂之前方凹陷处。

神经分布：三叉神经第三支之耳颞神经。

针灸疗法：针 1～2 分深，灸 2～5 分钟。

29

治疗病症：耳聋、耳鸣。

（七）足太阳膀胱经穴

1. 睛明

定穴法：距眼内眦角1分处。

神经分布：三叉神经第一支的滑车下神经。

针灸疗法：针1分深，禁灸。

治疗病症：急性结膜炎、夜盲。

2. 攒竹

定穴法：在眉头。

神经分布：三叉神经第一支的额神经。

针灸疗法：针1～2分深，禁灸。

治疗病症：夜盲、额神经痛、眩晕。

3. 天柱

定穴法：后发际正中处的哑门穴两旁的凹陷处。

神经分布：第三枕神经。

针灸疗法：针3分深，灸2～5分钟。

治疗病症：舞蹈病、癫痫、神经衰弱、头痛、项部疼痛难以回顾。

4. 大杼

定穴法：第一与第二胸椎棘突间的两旁1寸半处。

神经分布：胸神经的后支，肩胛背神经及副神经。

针灸疗法：针1～2分深，灸2～5分钟。

治疗病症：支气管喘息、急性支气管炎、慢性支气管炎、喘息性支气管炎、小儿麻痹症、癫痫。

5. 风门

定穴法：第二与第三胸椎棘突间的两旁1寸半处。

神经分布：胸神经后支及肩胛背神经。

针灸疗法：针 1～2 分深，灸 2～5 分钟。

治疗病症：支气管喘息、支气管炎、小儿麻痹症。

6. 肺俞

定穴法：第三与第四腰椎棘突间的两旁 1 寸半处。

神经分布：胸神经后支，肩胛背神经及副神经。

针灸疗法：针 1～2 分深，不可深刺；灸 2～5 分钟。

治疗病症：支气管喘息、支气管炎。

7. 脾俞

定穴法：第十一与第十二胸椎棘突间两旁 1 寸半处。

神经分布：胸神经后支。

针灸疗法：针 2～3 分深，灸 2～5 分钟。

治疗病症：胃痉挛。

8. 胃俞

定穴法：第十二胸椎棘突与第一腰椎棘突间的两旁 1 寸半处。

神经分布：胸神经后支。

针灸疗法：针 3 分深，灸 2～5 分钟。

治疗病症：急性胃炎、慢性胃炎、胃痉挛、消化不良。

9. 三焦俞

定穴法：第一与第二腰椎棘突间的两旁 1 寸半处。

神经分布：腰神经的后支。

针灸疗法：针 3 分深，灸 2～5 分钟。

治疗病症：胃痉挛、消化不良、食欲减退、急性肾炎、夜间遗尿症、腰痛、小儿麻痹症。

10. 肾俞

定穴法：第二与第三腰椎棘突间的两旁 1 寸半处。

神经分布：腰神经的后支。

针灸疗法：针 3～5 分深，灸 2～5 分钟。

治疗病症：小儿麻痹症、腰痛、夜间遗尿症、膀胱痉挛、膀胱麻痹、急性肾炎。

11. 气海俞

定穴法：第三与第四腰椎棘突间的两旁 1 寸半处。

神经分布：腰神经的后支。

针灸疗法：针 3～5 分深，灸 2～5 分钟。

治疗病症：小儿麻痹症、腰痛。

12. 大肠俞

定穴法：第四与第五腰椎棘突间两旁 1 寸半处。

神经分布：腰神经的后支。

针灸疗法：针 3～5 分深，灸 2～5 分钟。

治疗病症：小儿麻痹症、腰神经痛、单纯性消化不良、习惯性便秘、夜间遗尿症、急性肾炎、脚气病。

13. 关元俞

定穴法：第五腰椎棘突之下，旁开 1 寸半。

神经分布：腰神经后支。

针灸疗法：针 3～5 分深，灸 2～5 分钟。

治疗病症：小儿麻痹症、腰神经痛、膀胱肌麻痹。

14. 上髎

定穴法：在第一骶骨后孔处。

神经分布：骶神经的后支。

针灸疗法：针 3～5 分深，灸 2～5 分钟。

治疗病症：小儿麻痹症、腰痛、便秘、尿闭。

15. 次髎

定穴法：在第二骶骨后孔处。

神经分布：骶神经的后支。

针灸疗法：针 3～5 分深，灸 2～5 分钟。

治疗病症：小儿麻痹症、腰痛、便秘、尿闭。

16. 中髎

定穴法：在第三骶骨后孔处。

神经分布：骶神经的后支。

针灸疗法：针 3～5 分深，灸 2～5 分钟。

治疗病症：小儿麻痹症、腰痛、便秘、尿闭。

17. 下髎

定穴法：在第四骶骨后孔处。

神经分布：骶神经的后支。

针灸疗法：针 3～5 分深，灸 2～5 分钟。

治疗病症：小儿麻痹症、便秘、尿闭。

18. 承扶

定穴法：臀下横纹的中点。

神经分布：坐骨神经，臀下神经及股后皮神经。

针灸疗法：针 3～8 分深，灸 1～2 分钟。

治疗病症：小儿麻痹症、坐骨神经痛。

19. 殷门

定穴法：在臀横纹下 6 寸。

神经分布：坐骨神经及股后皮神经。

33

针灸疗法：针3～7分深，灸1～2分钟。

治疗病症：小儿麻痹症、坐骨神经痛。

20．委中

定穴法：腘窝中央。

神经分布：胫神经及股后皮神经。

针灸治疗：针3～5分深，不宜灸。

治疗病症：小儿麻痹症、坐骨神经痛、腰痛、风湿性膝关节炎、呕吐、腹泻。

21．承山

定穴法：在小腿后面正中，小腿肚下。

神经分布：胫神经及腓肠内侧皮神经。

针灸疗法：针5～7分深，灸2～5分钟。

治疗病症：小儿麻痹症、腓肠肌痉挛、脚气病、呕吐、腹泻、便秘。

34

22．昆仑

定穴法：外踝之后方凹陷处。

神经分布：腓浅神经。

针灸疗法：针3分深，灸2～5分钟。

治疗病症：小儿麻痹症、坐骨神经痛、脚气病、风湿性踝关节炎。

23．申脉

定穴法：在外踝之下方凹陷处，赤白肉际。

神经分布：来自胫神经的跖外侧神经。

针灸疗法：针3分深，灸1～2分钟。

治疗病症：小儿麻痹症。

24. 至阴

定穴法：在足小趾外侧，距趾甲 1 分处。

神经分布：来自腓肠神经的第五趾背神经。

针灸疗法：针 1 分深，灸 2～3 分钟。

治疗病症：尿闭。

（八）足少阴肾经穴

1. 涌泉

定穴法：在足心凹陷处。

神经分布：跖内侧神经与跖外侧神经。

针灸疗法：针 3 分深，灸 2～5 分钟。

治疗病症：小儿惊厥、失语症、急性扁桃腺炎。

2. 太溪

定穴法：在内踝之后凹陷处。

神经分布：胫神经及小腿内侧皮神经。

针灸疗法：针 3 分深，灸 2～5 分钟。

治疗病症：小儿麻痹症。

3. 复溜

定穴法：内踝之上 2 寸，交信穴后 5 分。

神经分布：胫神经及腓肠内侧皮神经。

针灸疗法：针 3 分深，灸 2～5 分钟。

治疗病症：小儿麻痹症、盗汗。

4. 交信

定穴法：内踝之上 2 寸，胫骨后缘处。

神经分布：胫神经及隐神经。

针灸疗法：针 3 分深，灸 2～5 分钟。

治疗病症：小儿麻痹症、尿闭、便秘。

35

5. 幽门

定穴法：脐上 6 寸之巨阙穴旁开 5 分处。

神经分布：肋间神经前皮支。

针灸疗法：针 2～5 分深，灸 2～5 分钟。

治疗病症：胃痉挛、呕吐。

（九）手厥阴心包络经穴

1. 曲泽

定穴法：肘窝横纹中央稍偏于尺侧处，在尺泽与少海两穴之间。

神经分布：正中神经臂内侧皮神经及前臂内侧皮神经。

针灸疗法：针 2～3 分深，灸 2～5 分钟。

治疗病症：支气管炎、呕吐。

2. 间使

定穴法：手腕掌侧横纹正中之上 3 寸处，当桡骨与尺骨之间。

神经分布：正中神经，前臂内侧皮神经及前臂外侧皮神经。

针灸疗法：针 3 分深，灸 2～5 分钟。

治疗病症：小儿麻痹症、小儿惊厥、精神病、胃炎。

3. 内关

定穴法：手腕掌侧横纹正中之上 2 寸处，桡骨与尺骨之间。

神经分布：正中神经，前臂内侧皮神经及前臂外侧皮神经。

针灸疗法：针 3 分深，灸 2～5 分钟。

治疗病症：胃神经痛、幽门痉挛、单纯性消化不良、小儿麻痹症。

4. 中冲

定穴法：中指之尖端，距指甲 1 分处。

神经分布：正中神经的指掌侧总神经。

针灸疗法：针 1 分深，灸 1 分钟。

治疗病症：休克、晕厥、虚脱、小儿惊厥。

（十）手少阳三焦经穴

1. 关冲

定穴法：在无名指的尺侧，距指甲 1 分处。

神经分布：来自尺神经的指掌侧固有神经。

针灸疗法：针 1 分深，灸 2～3 分钟。

治疗病症：小儿惊厥。

2. 外关

定穴法：在手腕背侧腕横纹上 2 寸，桡骨与尺骨之间。

神经分布：桡神经与前臂背侧皮神经。

针灸疗法：针 3～5 分深，灸 2～5 分钟。

治疗病症：小儿麻痹症、风湿性腕关节炎、风湿性肘关节炎、耳聋、齿痛。

3. 支沟

定穴法：在手腕背侧腕横纹上 3 寸，桡骨与尺骨之间。

神经分布：桡神经及前臂背侧皮神经。

针灸疗法：针 3～5 分深，灸 2～5 分钟。

治疗病症：小儿麻痹症、舞蹈病、肋间神经痛、习惯性便秘。

4. 肩髎

定穴法：在肩关节后方，肩髃穴后下 1 寸处。

神经分布：肩胛上神经及臂背侧皮神经。

针灸疗法：针 3 分深，灸 2～5 分钟。

治疗病症：小儿麻痹症、风湿性肩关节炎。

5. 翳风

定穴法：耳垂后方凹陷处。

神经分布：耳大神经及颜面神经。

针灸疗法：针 3 分深，灸 2～5 分钟。

治疗病症：颜面神经麻痹、耳聋、耳鸣。

6. 耳门

定穴法：耳垂之前上方。

神经分布：三叉神经第三支的耳颞神经。

针灸疗法：针 2 分深，灸 2～5 分钟。

治疗病症：耳聋、耳鸣、牙痛。

7. 丝竹空

定穴法：在眉梢。

神经分布：三叉神经第一支的额神经，颜面神经。

针灸疗法：针 2～3 分深，禁灸。

治疗病症：颜面神经麻痹、急性结膜炎、头痛、眩晕。

（十一）足少阳胆经穴

1. 瞳子髎

定穴法：眼外眦旁 5 分处。

神经分布：颜面神经及三叉神经的第一、二支。

针灸疗法：针2分深，灸2～3分钟。

治疗病症：颜面神经麻痹、颜面神经痉挛、三叉神经痛、急性结膜炎。

2. 听会

定穴法：耳垂之前下方。

神经分布：颜面神经及耳大神经。

针灸疗法：针2～3分深，灸2～5分钟。

治疗病症：颜面神经麻痹、颜面神经痉挛、牙痛、耳聋、耳鸣。

3. 阳白

定穴法：眉毛中部上1寸，眼直视时瞳孔的上方。

神经分布：眶上神经，颜面神经。

针灸疗法：针1～2分深，灸2～3分钟。

治疗病症：颜面神经麻痹、颜面神经痉挛、三叉神经痛。

39

4. 风池

定穴法：后发际正中点上1寸处风府穴之两旁凹陷处。

神经分布：枕大神经及枕小神经。

针灸疗法：针3～5分深，灸2～5分钟。

治疗病症：舞蹈病、神经衰弱、头痛、小儿惊厥。

5. 肩井

定穴法：在冈上窝中央，大椎穴（第七颈椎与第一胸椎棘突间）与肩髃穴连线的中点。

神经分布：锁骨上神经及副神经。

针灸疗法：针2～4分深，禁深刺；灸2～5分钟。

治疗病症：小儿麻痹症。

6. 环跳

定穴法：取穴时，侧卧，伸直下面的腿，屈上面的腿。环跳穴正当股骨大粗隆，坐骨结节与髂后上棘连成的三角形的中心。

神经分布：分布臀上神经、臀下神经及臀中皮神经，深部为坐骨神经穿出坐骨大孔处。

针灸疗法：针1～2寸深，灸2～5分钟。

治疗病症：小儿麻痹症、坐骨神经痛、脚气病。

7. 风市

定穴法：在大腿外侧，直立，两手下垂覆于大腿外侧时，中指尽处是穴。

神经分布：股外侧皮神经。

针灸疗法：针5分深，灸2～5分钟。

治疗病症：小儿麻痹症、舞蹈病、风湿性膝关节炎、脚气病、荨麻疹。

8. 中渎

定穴法：在大腿外侧，膝上5寸。

神经分布：股外侧皮神经。

针灸疗法：针5分深，灸2～5分钟。

治疗病症：小儿麻痹症、脚气病。

9. 阳陵泉

定穴法：腓骨小头的前下方凹陷处。

神经分布：分布腓肠外侧皮神经，当腓总神经分为腓浅神经与腓深神经之分支处。

针灸疗法：针 4～5 分深，灸 2～5 分钟。

治疗病症：小儿麻痹症、坐骨神经痛、小儿惊厥、舞蹈病、风湿性膝关节炎、习惯性便秘。

10．光明

定穴法：外踝上 5 寸。

神经分布：腓浅神经及腓肠外侧皮神经。

针灸疗法：针 5 分深，灸 2～5 分钟。

治疗病症：脚气病、小儿麻痹症。

11．阳辅

定穴法：外踝上 4 寸。

神经分布：腓浅神经与腓肠外侧皮神经。

针灸疗法：针 3～5 分深，灸 2～5 分钟。

治疗病症：小儿麻痹症、脚气病、膝关节炎。

12．悬钟

定穴法：外踝上 3 寸。

神经分布：腓浅神经与腓肠外侧皮神经。

针灸疗法：针 4～5 分深，灸 2～5 分钟。

治疗病症：小儿麻痹症、脚气病。

13．丘墟

定穴法：外踝前下方凹陷处。

神经分布：腓浅神经。

针灸疗法：针 3～5 分深，灸 2～5 分钟。

治疗病症：小儿麻痹症、脚气病。

14．窍阴

定穴法：足第四趾外侧，距爪甲角 1 分处。

神经分布：来自腓浅神经的趾背神经。

41

针灸疗法：针 1 分深，灸 2～3 分钟。

治疗病症：呃逆。

（十二）足厥阴肝经穴

1. 大敦

定穴法：足蹋趾外侧，距趾甲约 1 分处。

神经分布：趾背神经。

针灸疗法：针 1 分深，灸 2～5 分钟。

治疗病症：遗尿、便秘、腰痛。

2. 行间

定穴法：在足蹋趾与次趾之间的趾缝凹陷处。

神经分布：腓深神经。

针灸疗法：针 3 分深，灸 2～5 分钟。

治疗病症：小儿惊厥、牙痛、遗尿、便秘。

3. 太冲

定穴法：在第一与第二跖骨间，足蹋趾本节后一寸半。

神经分布：腓深神经。

针灸疗法：针 3 分深，灸 2～5 分钟。

治疗病症：腰痛。

4. 中封

定穴法：在内踝前 1 寸，微下，当解溪穴与商丘穴的中间。

神经分布：来自腓浅神经的足背内侧皮神经及隐神经。

针灸疗法：针 3～4 分深，灸 2～5 分钟。

治疗病症：小儿麻痹症。

（十三）督脉经穴

1. 阳关

定穴法：第四与第五腰椎棘突间。

神经分布：腰神经的后支。

针灸疗法：针 3 分深，灸 2～5 分钟。

治疗病症：小儿麻痹症、腰神经痛。

2. 命门

定穴法：第二与第三腰椎棘突间。

神经分布：腰神经的后支。

针灸疗法：针 3 分深，灸 2～5 分钟。

治疗病症：小儿麻痹症、腰痛、夜间遗尿症。

3. 中枢

定穴法：第十与第十一胸椎棘突间。

神经分布：胸神经的后支。

针灸疗法：针 3 分深，灸 2～5 分钟。

治疗病症：小儿麻痹症。

4. 身柱

定穴法：第三与第四胸椎棘突间。

神经分布：胸神经的后支。

针灸疗法：针 3 分深，灸 2～5 分钟。

治疗病症：癫痫、小儿惊厥、小儿夜惊症、舞蹈病、支气管炎。

5. 陶道

定穴法：第一与第二胸椎棘突间。

神经分布：颈神经后支及胸神经后支。

针灸疗法：针 4 分深，灸 2～5 分钟。

43

治疗病症：小儿麻痹症、神经衰弱、疟疾。

6. 大椎

定穴法：第七颈椎棘突与第一胸椎棘突间。

神经分布：颈神经的后支。

针灸疗法：针 2～4 分深，灸 2～5 分钟。

治疗病症：小儿麻痹症、小儿惊厥、癫痫、精神病、舞蹈病、疟疾。

7. 哑门

定穴法：后发际之正中，第一与第二颈椎间。

神经分布：第三枕神经。

针灸疗法：针 2～3 分深，禁深刺；禁灸。

治疗病症：失语症。

8. 风府

定穴法：后发际正中点上 1 寸处，亦即哑门穴上 1 寸处。

神经分布：枕大神经及第三枕神经。

针灸疗法：针 2～3 分深，禁深刺，因深部有延髓；禁灸。

治疗病症：头痛、项部神经痛、精神病。

9. 百会

定穴法：眉间（印堂穴）之上 7 寸 5 分处取穴时，从两耳尖直上，在头顶正中线上取之。

神经分布：枕大神经。

针灸疗法：针 2～3 分深，灸 2～5 分钟。

治疗病症：小儿夜惊症、小儿惊厥、癫痫、神经衰弱、头痛、眩晕、脱肛。

44

10. 上星

定穴法：在眉间之上 3 寸 5 分。

神经分布：三叉神经第一支的额神经。

针灸疗法：针 2 分深，灸 2～5 分钟。

治疗病症：前额神经痛、鼻炎、额窦炎、衄血。

11. 神庭

定穴法：眉间之上 3 寸。

神经分布：三叉神经第一支的额神经。

针灸疗法：针 2 分深，灸 2～5 分钟。

治疗病症：前额神经痛、眩晕、急性鼻炎。

12. 人中

定穴法：鼻下，陷中。

神经分布：三叉神经第二支及颜面神经。

针灸疗法：针 2～3 分深，灸 2～5 分钟。

治疗病症：休克、晕厥、小儿惊厥、癫痫、颜面神经麻痹、精神病。

45

（十四）任脉经穴

1. 中极

定穴法：脐下 4 寸。

神经分布：髂腹下神经及第十二肋下神经前皮支。

针灸疗法：针 5～8 分深，灸 2～5 分钟。

治疗病症：夜间遗尿症、膀胱括约肌麻痹、尿频（膀胱痉挛）、膀胱麻痹。

2. 关元

定穴法：脐下 3 寸。

神经分布：肋间神经前皮支。

针灸疗法：针 5～8 分深，灸 2～5 分钟。

治疗病症：夜间遗尿症、膀胱痉挛、膀胱麻痹、单纯性消化不良。

3. 气海

定穴法：脐下 1 寸 5 分。

神经分布：肋间神经前皮支。

针灸疗法：针 5～7 分深，灸 2～5 分钟。

治疗病症：夜间遗尿症。

4. 神阙

定穴法：脐窝之中央。

神经分布：肋间神经前皮支。

针灸疗法：禁针，灸 2～5 分钟。

治疗病症：单纯性消化不良。

5. 下脘

定穴法：脐上 2 寸。

神经分布：肋间神经前皮支。

针灸疗法：针 5～8 分深，灸 2～5 分钟。

治疗病症：消化不良、胃痉挛、胃炎。

6. 中脘

定穴法：脐上 4 寸。

神经分布：肋间神经前皮支。

针灸疗法：针 3～5 分深，灸 2～5 分钟。

治疗病症：消化不良、急性胃炎、慢性胃炎、胃痉挛、胃及十二指肠溃疡、幽门痉挛。

7. 上脘

定穴法：脐上 5 寸。

神经分布：肋间神经前皮支。

针灸疗法：针 3～5 分深，灸 2～5 分钟。

治疗病症：消化不良、急性胃炎、慢性胃炎、胃痉挛。

8. 巨阙

定穴法：脐上 6 寸。

神经分布：肋间神经前皮支。

针灸疗法：针 3～5 分深，灸 2～5 分钟。

治疗病症：胃痉挛、横膈膜痉挛。

9. 天突

定穴法：喉结之下方，胸骨柄颈切迹上缘的中央凹陷处。

神经分布：颈皮神经。

针灸疗法：针尖向后下方刺 2～3 分深，不宜深刺。灸 2～5 分钟。

治疗病症：支气管喘息、喉炎、扁桃腺炎、神经性呕吐。

47

10. 承浆

定穴法：下唇的下方，颏唇沟的中央凹陷处。

神经分布：三叉神经第三支的颏神经。

针灸疗法：针 2～3 分深，灸 2～5 分钟。

治疗病症：颜面神经麻痹、齿神经痛、癫痫。

（十五）经外奇穴

1. 太阳

定穴法：眉梢外下一横指凹陷处。

针灸疗法：针 1～2 分深，禁灸。

治疗病症：头痛、头晕、急性结膜炎。

2. 印堂

定穴法：两眉之间的正中。

针灸疗法：针 1～2 分深，灸 2～5 分钟。

治疗病症：小儿惊厥、额窦炎、头痛、眩晕。

3. 椎顶

定穴法：第六颈椎与第七颈椎间。

针灸疗法：针 1～2 分深，灸 2～5 分钟。

治疗病症：小儿麻痹症、疟疾。

4. 椎旁

定穴法：此系作者所发现的一个新穴，部位系在第七颈椎棘突与第一胸椎棘突之间旁开 1 寸半处，亦即大椎穴两旁 1 寸半处。

针灸疗法：针 1～2 分深，灸 2～5 分钟。

治疗病症：小儿麻痹症、支气管喘息。

5. 椎间

定穴法：此系作者所发现的另外一个新穴，部位系在第十二胸椎棘突与第一腰椎棘突之间。

针灸疗法：灸 2～5 分钟。

治疗病症：小儿麻痹症。

6. 下极之俞

定穴法：第三腰椎棘突与第四腰椎棘突之间。

针灸疗法：灸 2～5 分钟。

治疗病症：小儿麻痹症、腰神经痛。

7. 四缝

定穴法：两手之食指、中指、环指及小指掌面之第一指节与第二指节间横纹正中。

48

针灸疗法：浅刺 1 分深。

治疗病症：单纯性消化不良。

8. 十宣

定穴法：在手十指的尖端，距指甲 1 分处，共十穴（其中两侧中指尖端二穴与中冲穴同一部位）。

针灸疗法：用速刺法针 1 分深（出血）。

治疗病症：小儿惊厥、休克、晕厥、虚脱、扁桃腺炎。

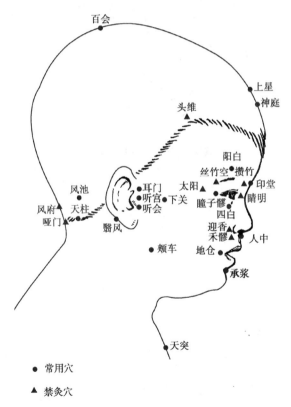

● 常用穴

▲ 禁灸穴

图 6　头颈部常用穴位图

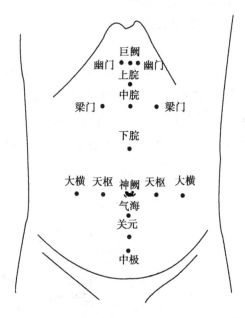

图 7　腹部常用穴位图

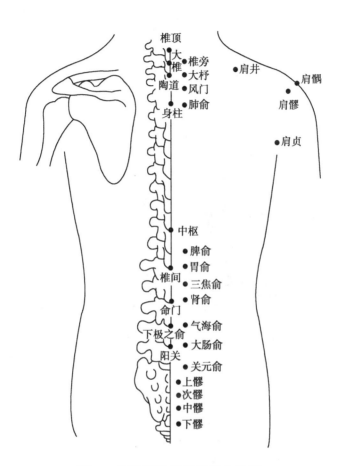

椎顶
大椎
陶道
身柱
椎旁
大杼
风门
肺俞
肩井
肩髃
肩髎
肩贞
中枢
脾俞
胃俞
三焦俞
肾俞
椎间
命门
下极之俞
阳关
气海俞
大肠俞
关元俞
上髎
次髎
中髎
下髎

图8 肩胛部及背部常用穴位图

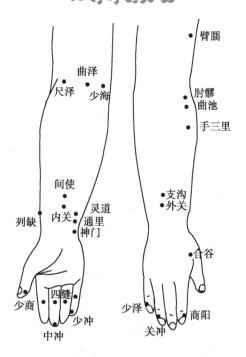

52

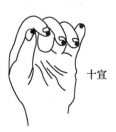

图9　上肢常用穴位图

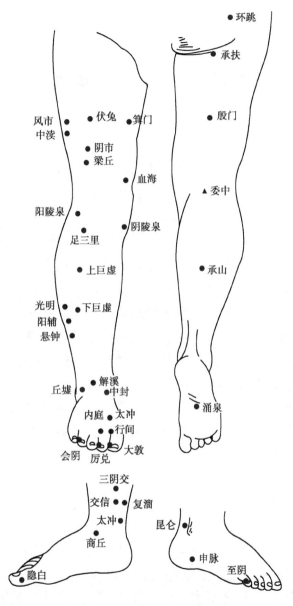

图 10　下肢常用穴位图

第五章　治疗总论

一、针灸疗法在小儿科的适应症与禁忌症

针灸疗法对很多种儿科病症确有疗效，能起到主治作用。凡是经针灸治疗能达到痊愈或好转的病症，都可以说是针灸的适应症。例如：小儿麻痹症、颜面神经麻痹、失语症、休克、小儿舞蹈症、风湿性关节炎、急性胃炎、慢性胃炎、胃或十二指肠溃疡、胃痉挛、小儿幽门痉挛、单纯性消化不良、习惯性便秘、夜间遗尿症、膀胱痉挛及膀胱麻痹等儿科病症，经过针灸治疗后，可能痊愈、近愈、显著好转或好转。凡必须用外科手术、特效药物或其他疗法治疗的病症，都可以说是针灸的禁忌症。例如：肠套叠、骨折及气管异物等。

二、针灸治疗的基本法则

针灸疗法是祖国宝贵医学遗产之一。《灵枢·经脉》曰："盛则泻之，虚则补之，热则疾之，寒则留之，陷下则灸之，不盛不虚，以经取之。"就是针灸治疗病症的基本法则。针灸治疗时，必须遵守虚则补之、实者泻

54

之的原则。对于小儿麻痹症及颜面神经麻痹等"虚症"应当施行"补"的手法，给予弱刺激，以便达到兴奋的作用。对于颜面神经痉挛、舞蹈病及神经痛等"实症"则应施行"泻"的手法，给予比较强的刺激，以便达到抑制作用。对于不实不虚的病症，则应施行"平补平泻"的手法，给予中等强度的刺激。对于"热症"宜以速刺法，急出其针，以泻其热；若速刺后放出一点血出来，往往效果更好些。对于"寒症"，则应留针。对于虚甚而致气陷下者则应灸之。

　　针灸治疗时，宜根据病症的轻重缓急，治分先后。在一般情况下，应当根据"治病必求其本"的原则，先治本病，后治标病。若标病为急症，对患者危害甚大，则应根据"急则治其标，缓则治其本"的原则，先治标病，后治本病。

　　针灸治疗时，必须根据病历、诊查结果与诊断，选择适当的穴位，才能收到良好的效果。针灸处方时，常用的取穴法有：

（一）局部取穴

　　在患病部位的局部或其附近取穴。例如：耳病时可取耳门、听宫、听会及翳风等穴；鼻病可取迎香及印堂等穴；眼病可取睛明及瞳子髎等穴；胃病时可取上脘及中脘等穴；肘关节病可取曲池等穴。

（二）远隔取穴

　　在距患病部位较远的部位取穴，叫做远隔取穴。在针灸临床治疗时，远隔穴多与上述的局部穴配合应用。采取远隔穴时，多遵行"循经取穴"的原则，采用上肢

55

肘以下的腧穴或下肢膝以下的腧穴。取穴时，可以在本经取穴，亦可取与发病本经互为表里之异经经穴治疗；本经与异经同时取穴，互相配合亦可。常用的配穴法有：

1. 局部穴与远隔穴相互配合法　即局部穴与远隔穴配合应用。例如：针治颜面神经麻痹时，不但取颜面部的听会、下关、瞳子髎、颊车及地仓等局部穴，而且应配合距离患病部位较远的手上的合谷穴。又如：针治急性胃炎时，取腹部的中脘穴与下肢的足三里穴配合，效果很好。

2. 俞募相配法　即背部的俞穴与胸腹部的募穴互相配合。例如：针治急性胃炎、胃神经痛或胃溃疡等胃部疾患时，取背部的胃俞与腹部的募穴中脘配合应用，往往收到很好的效果。

3. 原络相配法　采取发病本经的原穴为主，并取与发病本经互为表里之经的络穴为客，互相配合，叫做原络相配法。例如：手阳明大肠经若有病，宜采取手阳明大肠经的原穴合谷为主，并取与手阳明大肠经互为表里之手太阴肺经的络穴列缺为客，互相配合。

针治时，宜尽力争取"气至"，以便取得良好的效果。《标幽赋》云："气速至而速效，气迟至而不治。"由此可见，针治时，能否得到"气至"与针治的效果有极密切的关系。因此，针治者应积极钻研针治的手法，提高针灸治疗的医疗质量，以便得到更好的疗效。

针灸治疗时，除应根据病情与诊断采用适当的穴位，并给予适当的刺激外，更应争取在早期施行针灸治疗，才能得到较高的疗效。例如：小儿麻痹症患儿若能于烧退及脑脊髓液细胞数恢复或接近正常时，即能及早开始针灸治疗，往往能取得很好的效果；若等到瘫痪数年，肢体已有畸形，才开始针灸治疗，则疗效较低。因此，小儿麻痹症患儿的针灸治疗，应当及早开始。又如：单纯性消化不良患儿，若能及早采用针灸治疗，效果会很好；不但痊愈率高，而且很多患儿于针灸治疗后可能好得很快；若针灸治疗开始得过晚，其疗效远不如及早开始针灸治疗者那样好。

第六章　治疗各论

一、小儿麻痹症[1]

　　小儿麻痹症又名脊髓前角灰质炎，也叫做婴儿瘫痪，系由于特异性滤过性病毒引起的一种传染病。其特征为发烧，并可能发生分布不整齐的弛缓性麻痹。因为对于本病尚无特效疗法，因而在过去有很多患儿导致瘫痪，甚至终身残废。为了解除或减轻患儿疾苦，笔者于1953年7月开始试用针灸治疗此病。自从《健康报》及新华社于1954年及1955年报道了北京市儿童医院"应用针灸治疗小儿麻痹症获得良好效果"；《中华儿科杂志》于1955年及1956年发表了笔者所写的"针灸疗法在小儿科的应用"及"针灸治疗小儿麻痹症及其后遗症的体会"等论文后，曾引起很多人的重视，针灸治疗小儿麻痹症的工作得以在党和政府的支持下广泛地开展起来，使很多患儿得到了针灸治疗的好处。

　　【病因】小儿麻痹症主要见于6个月到5岁小儿；最常发生于夏秋两季，以6～10月间发病者最多。

---

　　[1] 因原书本病文内的小儿麻痹症患儿照片已模糊不清，故本次重刊时没有采用，特此说明。

小儿麻痹症的病原是一种特异性滤过性病毒。它虽微小，但活力却很强，在水及牛奶内可生存一百多天，在粪便中可生存得更久些。患者的粪便可带有病毒1～2个星期，甚至5～6个星期或更久。

主要传染途径是由胃肠道感染，或借患者粪便、被患者污染的食物或用具等传染；通过飞沫亦可能感染。在发病最初的三至五天内，亦可自鼻咽腔感染病毒，但并非本病的主要传染途径。小儿麻痹症的病毒主要侵害脊髓前角的灰质，脊髓的腰段与颈段最易受到感染。

【症状】一般潜伏期约持续1至2个星期，但亦可短至2天，长至35天之久。病程可分为先驱期、瘫痪前期、瘫痪期、恢复期及后遗症期。兹将各期症候分述如下：

1. 先驱期　发烧，体温约在38～39℃左右，全身不适、轻度咽痛，或有头痛、呕吐等症状。症状很像上呼吸道感染或胃肠病；因此很容易误认。发烧1～4天后，烧退。患者的症状，若止于此期，即为顿挫型。有些患者是没有前驱期的。

2. 瘫痪前期　先驱期发烧退后，经过1～6天，发烧又起，并可能有呕吐、咽痛、头痛及出汗等症状。患儿肢体疼痛且感觉过敏，不愿他人抚抱。克匿格(Kernig)氏征可能为阳性，体温多在39℃以下，发烧持续约3～5天或更久，然后下降。若有瘫痪发生，大都在这次发烧3～4天后。若在此期做腰椎穿刺检查脑脊髓液，多数患儿的脑脊髓液透明，压力稍增高；潘迪

59

（Pandy）氏试验阳性，糖量正常或稍多，氯化物量亦正常。细胞数增加，每立方毫米约 15～200 个左右或较高，极少数病例细胞数并不增加。烧退后，脑脊髓液细胞数迅速恢复正常，但球蛋白反应却能持续较久。患儿的症状若止于瘫痪前期，则为无瘫痪型。

3. 瘫痪期　瘫痪的发现，大都在瘫痪前期的第 3～4 天起始，有的患者可早至 1～2 天，亦可迟至 7～11 天才发现，亦有极少数患者没有其他症状突然发现瘫痪的。瘫痪的范围与严重程度可能继续发展与加重，大都经过 1～10 天即不再进行，一般患儿烧退后瘫痪即不再进展。瘫痪是弛缓性的，肌肉松弛、张力减低、肌力减退、反射消失或显著减弱。瘫痪的分布很不整齐，是不对称的。虽然两下肢可同时发生瘫痪，但是两下肢瘫痪的严重程度还是有区别的。最常发生瘫痪的部位是下肢，其次为上肢。颜面神经麻痹亦较常见，但尚不如下肢瘫痪那样常见。或仅一侧下肢发生瘫痪，或两侧下肢均发生瘫痪；或一侧上肢发生瘫痪，或一侧的上肢与对侧的下肢均发生瘫痪，或一侧上肢与两下肢瘫痪，或四肢同时瘫痪；同侧上下肢都瘫痪及两侧上肢都瘫痪，但下肢正常者很少见。下肢肌肉之中，以胫骨肌、股四头肌及腓骨肌最常发生瘫痪；在上肢则以三角肌最常发生瘫痪。瘫痪早期脑脊髓液仍可见显著变化：白细胞增多，潘迪氏反应阳性等。有时脑脊液细胞数虽已恢复正常，但潘迪氏试验仍为阳性，甚至强阳性。

4. 恢复期　脊髓前角的细胞受侵的程度若不很重，

发生麻痹的肌群即见逐渐恢复。恢复过程在最初三月内恢复较快，以后恢复就较慢，18个月后则很少再有进步。

5. 后遗症期　有些患者的肌群，因为神经系统病变太重，难以恢复，形成顽固性的瘫痪。患病肢体可发生肌肉萎缩、肌肉挛缩及种种畸形：腕下垂、足下垂、足内翻、足外翻、仰趾足（钩足）及膝反屈等。

【针灸疗法】急性期患儿宜卧床休息，避免疲劳。出现瘫痪后，发烧已退而且脑脊液细胞数恢复或已接近正常时，宜及早开始针灸治疗，因早期治疗，效果较好。实践证明，针灸治疗若能及早开始，有促进麻痹肌肉恢复的作用。患儿每星期针治三次，每隔1～2天针治一次。三个月定为一个疗程。一个疗程结束后，可休息1～2周后再继续针治，若见患儿有进步，亦可于针治一个疗程后继续针治而不休息。病情较轻的于针灸治疗约1～5个月后即可能痊愈；病情严重的病例于针治半年至一年后可能痊愈、近愈或显著好转；病情特别严重的病例需要针治一两年以上，可能有进步，甚或可能显著好转。患儿于针灸治疗后能否痊愈或显著好转与患儿开始针灸治疗的早晚，病情的严重程度及患儿能否遵照医嘱坚持做针灸治疗有极密切的关系。

兹举出病情严重但好得较快及病情较轻的各1例供参考：

1. 病情严重但好得较快的病例　患儿李某，门诊号73315，男，1岁9个月。于1954年7月来院初诊

61

时，主诉为右下肢瘫痪已8天。患儿于1954年7月17日开始发烧，烧3天后右下肢发生瘫痪。曾在某医院诊查，并做腰椎穿刺查脑脊髓液，确诊为小儿麻痹症，介绍来我院针灸治疗。检查时见患儿右下肢有严重的弛缓性瘫痪、肌肉松弛、右膝反射消失，既不会站，更不会走。针治3次后即已会站，针治6次后能走7～8步，针治38次后，能走得很快很远很好，而且会跑与上下楼梯，右下肢肌肉已不松弛，右膝反射恢复，右下肢弛缓瘫痪完全恢复。共针治43次，结果痊愈。针治取穴：风市、阳陵泉、足三里、三阴交、大肠俞。

2. 病情较轻的病例　患儿刘某，门诊号49589，男孩，1岁半。于1955年7月来我院初诊时，主诉为十多天来不会走路。患儿于1955年6月23日开始发烧，发烧3天后发现右腿不会走，不会站，也不会爬。曾在某医院诊查，检查脑脊髓液两次，确诊为小儿麻痹症，介绍来我院针灸。检查时见右下肢呈弛缓性麻痹，右膝反射消失，不会站，更不会走。患儿经针治3次后，拉着一只手可以走十几步；针治4次后，会爬了，会自己站立，而且能自己走十多步；针治12次后，患儿已能走得很快很远很好，右膝反射恢复，右下肢弛缓性麻痹完全恢复。共针治15次，结果患儿于针治后迅速痊愈。针治取穴：风市、梁丘、阳陵泉、足三里、三阴交、大肠俞。

瘫痪一两年以上才开始针灸治疗的小儿麻痹后遗症患儿，多半已有严重的畸形与肌肉萎缩，用针灸治疗大都已不可能痊愈；但确有一些瘫痪一两年以上的小儿麻痹后遗症患儿于长期针灸治疗后有进步，甚至有出乎意料的显著好转。这一事实使我们更加深刻地认识到针灸疗法对于小儿麻痹症确有疗效，使我们更加相信针灸疗法有促进与帮助麻痹肢体恢复的作用。例如：患儿时某，病历号 1957，男，四岁。于 1954 年 3 月 24 日来我院开始针灸治疗时，两下肢瘫痪已两年零七个月之久。患儿于 1951 年 8 月 9 日于发烧 5 天后两下肢发生严重的弛缓性瘫痪，尤以左下肢瘫痪特别严重。检查时见两下肢均有肌肉萎缩，尤以左下肢肌肉萎缩更严重。两下肢均有严重畸形，两脚均呈下垂内翻状。两侧下肢膝反射及跟腱反射均消失。不会爬，不会蹲，不会站，更不会走。根据病历及检查所见，诊断为小儿麻痹后遗症。经用针灸试治后，竟有出乎意料的效果：针治 3 次后，扶着会站；针治 6 次后，扶着会蹲，且会爬几步；针治 9 次后，扶着能走几步；针治 21 次后，双手扶着一个高而轻的特制板凳能走相当远；针治 73 次后，扶杖已能走很远，不扶杖亦能走 3～4 步；继续针灸治疗后，病情显著好转，能独自行走很远。全家均甚感惊奇。

针治取穴：风市、梁丘、阳陵泉、足三里、阳辅、悬钟、丘墟、解溪、昆仑、三阴交、委中、肾俞、大肠俞。曾用回旋灸法灸椎间、命门及阳关穴，每次灸 2～3 分钟，作为辅助疗法。

根据北京市儿童医院针灸科 1953 年 7 月至 1958 年 7 月，应用针灸治疗小儿麻痹症及其后遗症共 815 例的初步统计，见表 1。

63

表1　针灸治疗小儿麻痹症及其后遗症统计表

| 小儿麻痹症及其后遗症 | 病例数 | 有效 | | | | 无进步 | 痊愈、近愈、显著好转率 | 有效率 |
		痊愈	近愈	显著好转	进步			
麻痹后在一年内即开始针灸治疗者	711	336	83	266	126	0	82.3%	100%
麻痹后在一年以上两年以内才开始针灸治疗者	43	2	3	14	24	0		
麻痹后在两三年以上才开始针灸治疗的后遗症	61	0	0	25	34	2		
总计	815	238	86	305	184	2	77.2%	99.7%

　　作者在应用与研究针灸治疗小儿麻痹症及其后遗症的实际工作中，体会到下列各穴是小儿麻痹症的有效穴：

　　1. 针治上肢麻痹取穴

　　（1）常用穴：肩髃、肩贞、肩井、曲池、支沟、合谷、大椎与椎旁。

　　（2）备用穴：臂臑、尺泽、手三里、间使、内关、灵道、神门、外关、陶道。

　　2. 针治下肢麻痹取穴

　　（1）常用穴：梁丘、血海、阳陵泉、足三里、阳辅、三阴交、殷门、委中、肾俞、大肠俞。

　　（2）备用穴：伏兔、阴市、箕门、阴陵泉、上巨虚、下巨虚、光明、悬钟、丘墟、解溪、中封、商丘、太冲、环跳、承扶、承山、昆仑、太溪、交信、三焦

64

俞、气海俞、关元俞、上髎。

3.针治颜面神经麻痹取穴

（1）常用穴：丝竹空、瞳子髎、下关、颊车、地仓、听会、合谷。

（2）备用穴：阳白、迎香、人中、翳风、列缺。

笔者于应用针灸治疗小儿麻痹症的实践中，体会到针治小儿麻痹症的有效手法是：捻转进针，待"气至"后，再微捻数下，给针刺穴位短时间的弱刺激，也就是给予"补"的手法，然后即刻捻转退针。因为小儿麻痹症系属于"虚症"，故应根据"虚则补之"的原则，给予"补"的手法。

除针治外，亦可配合灸治法，作为辅助疗法。对于麻痹尚未超过三个月的小儿麻痹症，更为适宜。灸椎顶穴或大椎穴对上肢麻痹症患儿是有好处的；灸中枢、椎间、命门、下极之俞或阳关穴，对患下肢麻痹的患儿是有帮助的。笔者认为灸椎顶穴治疗患上肢麻痹之小儿麻痹症比灸大椎穴可能更为有效；因为上肢麻痹患儿的主要病变系在脊髓颈节，而椎顶穴较大椎穴离被侵犯的主要病变部位更为接近些。原因是颈髓节段比相应的脊椎高出一个椎骨。根据同样的原理，作者认为灸椎间或中枢穴治疗下肢麻痹症比灸阳关、下极之俞或命门穴可能更为有效，因为下肢麻痹的发生是因为病毒主要侵犯了脊髓腰节与骶节，而椎间或中枢穴较阳关、下极之俞或命门穴离主要被病毒侵犯的脊髓腰节与骶节更为接近。原因是脊髓腰节和骶节与椎骨更不相符，脊髓腰节位于第十、十一和十二胸椎处；脊髓骶节位于第十二胸椎与

65

第一腰椎处。

灸治时，除可采用上列各穴外，亦可灸下列各穴：

（1）上肢麻痹患儿亦可灸肩髃、肩贞、肩井、臂臑、曲池、手三里、支沟、外关、合谷、间使、内关、灵道、神门、陶道、椎旁等穴。

（2）下肢麻痹患儿亦可灸伏兔、阴市、梁丘、血海、箕门、阳陵泉、足三里、上巨虚、下巨虚、光明、阳辅、悬钟、丘墟、解溪、中封、商丘、太冲、三阴交、交信、太溪、环跳、承山、昆仑、三焦俞、肾俞、气海俞、大肠俞、关元俞、上髎等穴。

（3）颜面神经麻痹亦可灸听会、颊车等穴。

为小儿灸治时，作者建议应用回旋灸法，用一手的拇指、食指与中指持艾卷，使艾卷燃着的一端，在距灸治时所用穴位皮肤约 1.5～2cm 高处，不断地缓慢地做小的回旋动作，向左或向右回旋均可。每次灸 2～3 分钟，至灸治部位皮肤发红为度。

针治小儿麻痹症时，宜根据每个患儿的具体病情，选择适当的穴位。例如：针治患上肢或下肢麻痹的小儿麻痹症患儿时，宜根据上肢或下肢各个关节运动检查的结果，选择适当的穴位，见表2。

表2　针灸治疗小儿麻痹症的穴位选择表

运动检查结果	发生麻痹的肌肉	针治取穴	针治穴位的神经分布	针治穴位所属经脉
肩不能上举或上举能力减弱	斜方肌	肩井	副神经等	足少阳胆经

运动检查结果	发生麻痹的肌肉	针治取穴	针治穴位的神经分布	针治穴位所属经脉
手不能平举或平举能力减弱	三角肌	臂臑	腋神经等	手阳明大肠经
		肩髃	来自腋神经之臂外侧皮神经等	手阳明大肠经
		肩贞	腋神经等	手太阳小肠经
手不能高举或高举能力减弱	斜方肌,前锯肌	臂臑	腋神经等	手阳明大肠经
		肩髃	来自腋神经之臂外侧皮神经等	手阳明大肠经
		肩贞	腋神经等	手太阳小肠经
		肩井	副神经等	足少阳胆经
肘关节不能屈曲或屈曲能力减弱	肱二头肌等	手三里	桡神经等	手阳明大肠经
		曲池	桡神经等	手阳明大肠经
		尺泽	桡神经等	手太阴肺经
肘关节不能伸直或伸直能力减弱	肱三头肌	手三里	桡神经等	手阳明大肠经
		曲池	桡神经等	手阳明大肠经
手腕不能屈曲或屈曲能力减弱	腕屈肌	间使	正中神经等	手厥阴心包络经
		内关	正中神经等	手厥阴心包络经
		灵道	尺神经等	手少阴心经
		神门	尺神经等	手少阴心经
手腕不能背屈或背屈能力减弱	腕伸肌	合谷	桡神经	手阳明大肠经
		外关	桡神经等	手少阳三焦经
		支沟	桡神经等	手少阳三焦经

67

续表

运动检查结果	发生麻痹的肌肉	针治取穴	针治穴位的神经分布	针治穴位所属经脉
手指不能屈曲或屈曲能力减弱	骨间肌与指屈肌	间使	正中神经等	手厥阴心包络经
		内关	正中神经等	手厥阴心包络经
		灵道	尺神经等	手少阴心经
		神门	尺神经等	手少阴心经
手指不能伸直或伸直能力减弱	指伸肌	合谷	桡神经	手阳明大肠经
		外关	桡神经等	手少阳三焦经
		支沟	桡神经等	手少阳三焦经
手指分开和并拢能力丧失或减弱	骨间肌	灵道	尺神经等	手少阴心经
		神门	尺神经等	手少阴心经
中、末两指伸直,同时基节屈曲能力丧失或减弱	蚓状肌,骨间肌	间使	正中神经等	手厥阴心包络经
		内关	正中神经等	手厥阴心包络经
		灵道	尺神经等	手少阴心经
		神门	尺神经等	手少阴心经
髋关节不能前屈(屈腿向腹)或前屈能力减弱	髂腰肌等	伏兔	股神经	足阳明胃经
		阴市	股神经	足阳明胃经
		梁丘	股神经	足阳明胃经
		血海	股神经等	足太阴脾经
		箕门	股神经等	足太阴脾经
髋关节不能后屈或后屈能力减弱	臀大肌	环跳	臀下神经等	足少阳胆经
		承扶	臀下神经等	足太阳膀胱经
大腿不能内收或内收能力减弱	内收肌等	箕门	闭孔神经等	足太阴脾经
大腿不能外展或外展能力减弱	臀小肌	环跳	臀上神经等	足少阳胆经

68

续表

运动检查结果	发生麻痹的肌肉	针治取穴	针治穴位的神经分布	针治穴位所属经脉
膝关节不能伸直或伸直能力减弱	股四头肌	伏兔	股神经	足阳明胃经
		阴市	股神经	足阳明胃经
		梁丘	股神经	足阳明胃经
		血海	股神经等	足太阴脾经
膝关节不能屈曲或屈曲能力减弱	股二头肌，半腱肌，半膜肌等	承扶	坐骨神经等	足太阳膀胱经
		殷门	坐骨神经等	足太阳膀胱经
足不能背屈或背屈能力减弱	胫骨前肌	阳陵泉	腓神经等	足少阳胆经
		光明	腓浅神经等	足少阳胆经
		阳辅	腓浅神经等	足少阳胆经
		悬钟	腓浅神经等	足少阳胆经
		丘墟	腓浅神经	足少阳胆经
		足三里	腓深神经等	足阳明胃经
		上巨虚	腓深神经等	足阳明胃经
		下巨虚	腓深神经等	足阳明胃经
		解溪	腓浅神经等	足阳明胃经
足不能跖曲或跖曲能力减弱	小腿三头肌	三阴交	胫神经等	足太阴脾经
		阴陵泉	胫神经等	足太阴脾经
		委中	胫神经等	足太阳膀胱经
		承山	胫神经等	足太阳膀胱经
		交信	胫神经等	足少阴肾经
足不能外转或外转能力减弱	腓骨肌	阳辅	腓浅神经等	足少阳胆经
		悬钟	腓浅神经等	足少阳胆经
		丘墟	腓浅神经	足少阳胆经

69

续表

运动检查结果	发生麻痹的肌肉	针治取穴	针治穴位的神经分布	针治穴位所属经脉
足不能外转或外转能力减弱	腓骨肌	足三里	腓深神经等	足阳明胃经
		上巨虚	腓深神经等	足阳明胃经
		下巨虚	腓深神经等	足阳明胃经
		昆仑	腓浅神经等	足太阳膀胱经
足不能内转或内转能力减弱	胫骨前肌 胫骨后肌	太溪	胫神经等	足少阴肾经
		交信	胫神经等	足少阴肾经
		三阴交	胫神经等	足太阴脾经
		委中	胫神经等	足太阳膀胱经
		承山	胫神经等	足太阳膀胱经
足不能伸展或伸展能力减弱	趾伸肌	阳辅	腓浅神经等	足少阳胆经
		悬钟	腓浅神经等	足少阳胆经
		丘墟	腓浅神经等	足少阳胆经
		足三里	腓深神经等	足阳明胃经
		上巨虚	腓深神经等	足阳明胃经
		下巨虚	腓深神经等	足阳明胃经
		解溪	腓浅神经等	足阳明胃经
		太冲	腓深神经等	足厥阴肝经
		中封	腓浅神经等	足厥阴肝经
		商丘	腓浅神经等	足太阴脾经
足趾不能屈曲或屈曲能力减弱	趾屈肌	三阴交	胫神经等	足太阴脾经
		交信	胫神经等	足少阴肾经
		委中	胫神经等	足太阳膀胱经
		承山	胫神经等	足太阳膀胱经

对于已经发生畸形的小儿麻痹后遗症，则应根据其畸形，选择适当的穴位，见表3。

表3

畸形	发生麻痹的肌肉	针治取穴	针治穴位的神经分布	针治穴位所属经脉
腕下垂	腕伸肌	合谷	桡神经	手阳明大肠经
		外关	桡神经等	手少阳三焦经
		支沟	桡神经等	手少阳三焦经
膝反屈	股二头肌，半膜肌，半腱肌	承伏	坐骨神经等	足太阳膀胱经
		殷门	坐骨神经等	足太阳膀胱经
马蹄足	胫骨前肌	阳陵泉	腓神经等	足少阳胆经
		光明	腓浅神经等	足少阳胆经
		阳辅	腓浅神经等	足少阳胆经
		悬钟	腓浅神经等	足少阳胆经
		丘墟	腓浅神经等	足少阳胆经
		足三里	腓深神经等	足阳明胃经
		上巨虚	腓深神经等	足阳明胃经
		下巨虚	腓深神经等	足阳明胃经
		解溪	腓浅神经等	足阳明胃经
内翻足	腓骨肌	阳辅	腓浅神经等	足少阳胆经
		悬钟	腓浅神经等	足少阳胆经
		丘墟	腓浅神经	足少阳胆经
		足三里	腓深神经等	足阳明胃经
		上巨虚	腓深神经等	足阳明胃经
		下巨虚	腓深神经等	足阳明胃经
		昆仑	腓浅神经等	足太阳膀胱经

71

续表

畸形	发生麻痹的肌肉	针治取穴	针治穴位的神经分布	针治穴位所属经脉
外翻足	胫骨前肌 胫骨后肌	太溪	胫神经等	足少阴肾经
		交信	胫神经等	足少阴肾经
		三阴交	胫神经等	足太阴脾经
		委中	胫神经等	足太阳膀胱经
		承山	胫神经等	足太阳膀胱经
仰趾足	小腿三头肌	三阴交	胫神经等	足太阴脾经
		阴陵泉	胫神经等	足太阴脾经
		委中	胫神经等	足太阳膀胱经
		承山	胫神经等	足太阳膀胱经
		交信	胫神经等	足少阴肾经

72

　　针治上、下肢麻痹及其后遗症时，除应根据上肢及下肢运动检查结果或根据其已发生的畸形，适当地选择上述各穴外，并可根据被侵犯的脊髓节段，适当地选取下列各穴：

　　（1）上肢麻痹的发生，主要是因为病毒侵犯了脊髓Ⅴ～Ⅷ颈节的前角，故宜针刺大椎、陶道或椎旁等穴。

　　（2）下肢麻痹的发生，主要是因为病毒侵犯了脊髓Ⅲ～Ⅴ腰节或Ⅰ～Ⅱ骶节的前角，故宜针刺三焦俞、肾俞、气海俞、大肠俞、关元俞或上髎等穴。

　　针治颜面神经麻痹时，宜选择有颜面神经分布的下列经穴：

（1）手阳明大肠经经穴迎香等。

（2）足阳明胃经经穴四白、地仓、颊车、下关等。

（3）手少阳三焦经经穴翳风、丝竹空等。

（4）足少阳胆经经穴瞳子髎、听会、阳白等。

（5）督脉经穴人中等。

针治时，对一般患儿仅针刺麻痹侧的经穴即可能治好；对特别顽固的病例，亦可采用健侧与麻痹侧经穴均针刺的方法，但宜遵循"先针健侧，后针患侧"的原则。

针治颜面神经麻痹时，除应适当地选取有颜面神经分布的局部穴外，亦应配合以合谷或列缺等远隔穴。

二、颜面神经麻痹

【病因】颜面神经麻痹即中医学书籍中所称的"口眼㖞斜"。

73

颜面神经麻痹的原因很多：有些人认为局部受寒是发生颜面神经麻痹最普遍的原因。很多病例的颜面神经麻痹乃系感染引起，例如：腮腺发生炎症时，面神经亦可能被波及，引起面神经麻痹；流行性乙型脑炎或其他脑炎及中耳炎亦可并发面神经瘫痪。外伤亦可能引起面神经麻痹。

【症状】面神经麻痹通常限于一侧，双侧颜面神经麻痹非常少见。伯耳氏瘫痪是颜面神经麻痹最常见的一种。

主要症候是口向健侧歪斜，因健侧面肌牵引所致。

哭或笑时嘴歪更加显著，口角下垂。患侧鼻唇沟消失或变浅。患者因口唇轮匝肌麻痹，不能做吹口哨动作。因患侧口角漏气，故也不能鼓颊。因颊肌麻痹，故咀嚼时食物常存于患侧齿龈与面颊之间。患者常流涎，饮水时常自口角流出，乃因口轮匝肌功能不全之故，唇音发音不清，做露齿动作时，患侧口角不能向外展。周围性面神经麻痹，除有上列症状外，尚有患侧眼睑不能闭合或不能闭紧；患侧眼裂变大及患侧之前额不能做皱纹等病征。当企图闭眼时，可从患侧睑裂看见患侧眼球向上方和外侧转动，即所谓 Charles Bell 氏征。患侧睑裂变大，眼睑不能闭合或不能闭紧乃因眼轮匝肌麻痹所致。由动眼神经所支配之上睑提肌独自活动，失去眼轮匝肌的拮抗作用的缘故。周围性面神经麻痹患儿亦常有患侧眼睛时常流泪等现象。中枢性面神经麻痹患者则仅发生口向健侧歪斜，不能做吹口哨动作及不能鼓颊等现象；并无上述患侧眼睑不能闭合与不能皱额等病征。

【针灸疗法】针灸疗法有促进颜面神经麻痹恢复的作用。一般患儿经过数次或十几次的针灸治疗后即可能痊愈、近愈或显著好转。

病例：患儿李某，男，3岁5个月，门诊号58279，于1953年11月11日初诊时，主诉为嘴向右歪已6天。诊查时见患儿颜面失去对称，嘴显著向右歪，哭或笑时嘴歪更加显著；左鼻唇沟消失；左眼不能闭合。诊断：左侧颜面神经麻痹。针刺患侧丝竹空、瞳子髎、听会、地仓、颊车及下关一次后，嘴歪即见减轻，左眼亦稍能闭合。针治4次后，嘴已不歪，哭或笑时亦已不歪，左眼已能闭紧，左鼻唇沟出现而且已经恢复正常，结果痊愈。

颜面神经麻痹系属于"虚证"，故应根据"虚则补之，实则泻之"的原则，给予"补"的手法。作者针治小儿颜面神经麻痹时所用的手法是：捻转进针，待"气至"后，再微捻数下，给予短时间的弱刺激，用"补"的手法，达到兴奋颜面神经促进其麻痹恢复的作用后，即刻捻转退针，针刺的方向一般均采用直针。对于严重的病例，于针刺地仓穴时，针刺的方向亦可采用横针，向着颊车方向平刺。

针治小儿颜面神经麻痹时，作者最常应用的经穴是：

1. 足阳明胃经穴地仓、颊车、下关。

2. 手少阳三焦经穴翳风、丝竹空。

3. 足少阳胆经穴瞳子髎、听会。

针治小儿颜面神经麻痹时，笔者除应用颜面部有颜面神经分布的经穴外，并常配合手上的合谷穴，有时亦配合上肢的列缺。除上述各穴外，手阳明大肠经的迎香，足阳明胃经的四白，足少阳胆经的阳白及督脉的人中等经穴亦有时采用。除针治外，亦可配合灸治作为辅助疗法，用回旋灸法灸患侧的地仓、颊车与听会，每次灸 2~3 分钟。

笔者于针治小儿颜面神经麻痹的实践中，观察到因"风寒侵袭"所致的"受寒性"面神经麻痹，经针治数次或十几次后即可能痊愈或近愈。对于脊髓灰质炎（小儿麻痹症）病毒所引起的面神经麻痹效果也很好，但需治疗较长时期：患儿经 2～3 个月的治疗后即可能痊愈、近愈或显著好转。"外伤性"面神经麻痹，其疗效与其受伤的严重程度有密切关系，若受伤不太重，有希望于针治较长时期后恢复痊愈、近愈或显著好转；若受伤过重，则难以完全恢复，但仍有可能于针治较长时期后好转或显著好转。针灸治疗末梢性面神经麻痹，效果好而且快；对于中枢性面神经麻痹，效果不太明显，且需治疗较长时间。脑炎后遗症患儿的面神经麻痹，需治疗 2～3 个月或更久，可能痊愈、近愈或显著好转。针灸治疗面神经麻痹，如能及时针治而且能遵照医嘱坚持针灸治疗者效果较好；若麻痹已数月，甚至数年才开始针灸治疗的，效果远不如早期针治者为佳。

三、小儿夜惊症

76

【病因】小儿夜惊症多由于受了惊吓，受了精神刺激，或因就寝前过度饱食，发生消化不良等胃肠障碍，或因膀胱充盈，或因肠寄生虫，或因鼻部腺增生等引起。小儿夜惊症多发现于 2～8 岁小儿，尤以 3～6 岁身体虚弱神经容易受刺激的神经质小儿最为常见。

【症状】患儿于入睡 1～3 小时后，突然惊醒号叫啼哭，呈现惊惧恐怖状。每次发作约 15～20 分钟后，心神始安定，而后再入睡。或每夜发作一次，或每夜反复发作数次，或隔数日或十几日发作一次。

【针灸疗法】患儿经针灸治疗后可能迅速痊愈。

应用回旋灸法灸督脉的百会穴即可能治好小儿夜惊

症，每次可以灸 3～5 分钟。除灸百会穴外，亦可针治，针治时可取下列各穴：

1. 经外奇穴中的十宣穴。
2. 手太阴肺经井穴少商。
3. 手阳明大肠经原穴合谷。
4. 手少阴心经俞穴神门。
5. 足少阴肾经井穴涌泉。
6. 督脉经穴大椎、人中等。

针治手法：在进针后，再捻转约 15～30 秒后，即退针。

病例：患儿王某，女，7 岁，门诊号 47756。于 1956 年 12 月 30 日来院诊疗时，诉 20 多天来时常于夜里入睡后约 3 小时左右（夜里 12 点左右）突然号叫啼哭，似做噩梦惊惧恐怖状。每次发作持续约 15 分钟左右，心神始安定，而再入睡。印象：夜惊症。经灸百会一次（应用回旋灸法灸 4 分钟）后，即迅速痊愈。

77

四、小儿惊厥

惊厥系小儿常见症状之一，尤以新生儿及婴幼儿更容易发生惊厥，原因是新生儿及婴幼儿大脑皮质尚未发育成熟，故当新生儿或婴幼儿受到强烈刺激时，容易发生惊厥。小儿惊厥即中医学书籍中所称的小儿"惊风"。

【病因】发生惊厥的原因很多，下列各病症均可能发生惊厥：

1. 中枢神经系统病变 ①颅内出血。②大脑发育不全、头小畸形等。③脑积水。④化脓性脑膜炎，包括流行性脑脊髓膜炎等。⑤结核性脑膜炎。⑥浆液性脑膜炎。⑦流行性乙型脑炎。⑧继发性或合并传染病性脑炎（麻疹、水痘、流行性腮腺炎及流行性感冒等很多种传染病均可能并发脑炎）。⑨瘈咬病（狂犬病）。⑩破伤风。⑪脑水肿（急性肾炎的脑症状，即所谓"假性尿毒症"；番木鳖素中毒；酒精中毒；水杨酸中毒；铅中毒等）。⑫脑肿瘤。⑬脑脓肿。⑭脑囊肿。

2. 虚性脑膜炎 急性咽炎、支气管炎、大叶性肺炎、杆菌痢疾、肾盂炎、疟疾、天花、猩红热、伤寒、新生儿败血症等都可能并发虚性脑膜炎，发生惊厥。

3. 手足搐搦症

4. 血糖过低症

5. 维生素 B 缺乏症

6. 尿毒症

7. 癔病

8. 癫痫

【症状】中医学书籍中有"惊风八候"的记载。所谓"惊风八候"即"搐""搦""掣""颤""反""引""窜""视"，系以八个字代表"惊风"时的症候。"搐"的意思是肘臂伸缩；"搦"的意思是十指开合；"掣"的意思是肩头相扑；"颤"的意思是手足动摇；"反"的意思是身仰向后，也就是角弓反张的意思；"引"的意思是手若开弓；"窜"的意思是目直视而似怒；"视"的意思是睛露而不活。

患儿于惊厥时，神志可能消失，一侧或双侧面部及四肢肌肉有强直性或阵挛性痉挛。若痉挛时间过长，则有大量出汗与体温上升等现象。惊厥时，患儿眼球上转或固定，并能发现大小便失禁、皮肤发绀、呼吸节律不整、脉数（脉搏加速）等现象。

【诊断】惊厥的原因繁多，预后也各不相同，治疗时必须要确定诊断，根据病原，加以适当的治疗；故惊厥患儿的诊断非常重要。诊断时，宜注意下列各点：

1. 病历

（1）患儿有无发热：患儿若有发热，宜考虑是否为流行性脑脊髓膜炎等化脓性脑膜炎、结核性脑膜炎、浆液性脑膜炎、流行性乙型脑炎、继发性或合并传染病性脑炎、急性咽炎或肺炎等急性热病所引起的虚性脑膜炎、破伤风、急性肾炎或脑脓肿等。患儿若无发热，宜考虑是否为颅内出血、番木鳖素中毒、铅中毒、脑肿瘤、手足搐搦症、血糖过低症、婴儿脑型脚气病、尿毒症或癫痫等。

（2）患儿神志是否消失：患儿神志若不清，宜考虑是否为颅内出血、脑积水、流行性脑脊髓膜炎等化脓性脑膜炎、结核性脑膜炎、浆液性脑膜炎、流行性乙型脑炎、继发性或合并传染病性脑炎、脑肿瘤、脑脓肿、急性咽炎等所引起的虚性脑膜炎、手足搐搦症、尿毒症、癔病或癫痫等。患儿神志若未消失，宜考虑是否为破伤风或番木鳖素中毒等。

（3）患儿年龄：一月内的新生儿若发生惊厥，宜考虑是否因颅内出血、破伤风、化脓性脑膜炎、新生儿败血症或手足搐搦症所致。2 至 6 个月的婴儿若发生惊厥，则宜多考虑手足搐搦症、各种脑膜炎、虚性脑膜炎、维生素 B 缺乏症及大脑发育不全等所引起。7 个月至两岁的婴幼儿若发生惊厥，宜考虑是否因手足搐搦症、各种脑膜炎或虚性脑膜炎所致。两岁以上的小儿若发生惊厥，宜考虑是否因虚性脑膜炎、各种脑膜炎、脑炎、急性肾炎或癫痫引起。

2. 检查　①身体检查。②脑脊髓液的检查。③血液化学的检查：检查钙、磷、糖及非蛋白氮等的检查。④血液细菌培养。⑤大便检查。⑥小便检查。

【针灸疗法】针灸对于小儿颅内出血、流行性乙型脑炎、继发性或合并传染病性脑炎及癔病（希斯忒利亚）等所引起的惊厥，能起到镇静作用，故均可试用针灸治疗。手足搐搦症患儿应用肌内注射葡萄糖酸钙及口服氯化钙等治疗，但亦可以针灸作为辅助疗法；血糖过低症患儿应静脉注射葡萄糖，但对兼见者可试用针灸作为辅助疗法；婴儿脑型脚气病，宜口服及皮下注射或肌内注射维生素 B_1，并可以针灸作为辅助疗法；急性肾炎的脑症状，应以硫酸镁治疗，亦可试用针灸辅助；番木鳖素中毒、酒精中毒、水杨酸中毒及铅中毒的患儿，应积极治疗其中毒；流行性脑脊髓膜炎等化脓性脑膜炎患儿，应用磺胺及青霉素等药物治疗；流行性感冒杆菌脑膜炎，应用磺胺及链霉素治疗；结核性脑膜炎，应以链霉素及雷米封（异烟肼）等治疗；急性咽炎及肺炎等急性热病所引起的虚性脑膜炎，虽亦可试用针灸治疗；

但仍应根据病历及诊查结果，确定诊断，根据病原，给予适当的药物疗法；例如：肺炎应以磺胺及青霉素等药物为主要治疗；破伤风应以破伤风抗毒素等为主要治疗。

头小畸形等大脑发育不全、脑积水、瘰咬病、脑肿瘤、脑脓肿及脑囊肿等症，均不适宜应用针灸治疗。

对于癫痫一症，至今尚无特效疗法，可试用针灸治疗。癫痫患儿经长期针灸治疗后可能有进步或显著好转，发作次数减少，发作时间缩短，症状减轻。少数患儿经针灸治疗后可能有痊愈的希望。

病例：患儿姜某，男，3岁半，门诊号 34590。于1956 年 4 月 3 日入院针灸科初诊，主诉：五个月以来时常抽风。抽时两眼球上翻，颜面及四肢抽动，人事不省，持续约十余分钟。抽后疲倦嗜睡，睡约 1～2 小时，醒后一切正常。此后约每隔半月左右抽风一次。自1956 年 2 月 20 日后，抽风加重：每天抽 2～3 次，并有一次抽风时小便失禁。曾用鲁米那（Luminal）等镇静药治疗，但仍有抽风。自 3 月 28 日开始每日抽风5～6 次之多。自发病以后食欲差、脾气不好、智力发育受障碍、记忆力减退。检查：营养中等、神志清、颈软、克匿格氏征阴性、巴彬斯奇氏征阴性。印象：癫痫。针灸治疗后很见效；自开始针治一次后，即连续 7 个多月未抽风；但于 1956 年 11 月 7 日又抽风一次，持续 2～3 分钟，不严重。经继续针灸治疗后，至今有一年半之久，一直未发，食欲转好、智力与记忆力亦均好转。针治取穴：合谷、少商、商阳。

81

针治小儿惊厥，采用的穴位是：

（1）十二井穴：即手太阴肺经的少商、手阳明大肠经的商阳、手厥阴心包络经的中冲、手少阳三焦经的关冲、手少阴心经的少冲及手太阳小肠经的少泽。

（2）十宣穴。

（3）手阳明大肠经的原穴合谷。

下列各穴，亦有时采用：

（1）手少阴心经的腧穴神门。

（2）手厥阴心包络经的经穴间使。

（3）足少阳胆经的合穴阳陵泉。

（4）足太阴脾经的井穴隐白。

（5）足少阴肾经的井穴涌泉。

（6）足少阳胆经的风池穴。

（7）督脉的身柱、大椎、百会及人中等穴。

（8）经外奇穴的印堂等。

针治的手法：进针后，捻转约 15～30 秒，然后退针。针刺十二井或十宣穴后，若放出少量的血，则更为有效。

五、休 克

【病因】 由创伤、出血、烧伤、烫伤、脱水、严重的感染、剧痛、精神刺激或手术等原因所致。饥饿、疲劳、失眠、贫血、寒冷等时常是休克的诱因。休克发生的机制是由于机体的感受器接受体内外的刺激，由传入神经传导至大脑皮质，在大脑皮质形成兴奋灶。由于负诱导，兴奋灶的周围引起抑制。若不断地继续有刺激冲动传入大脑皮质，则可能引起超限抑制，引起大脑皮质细胞的疲乏与衰竭，以致失去大脑皮质对于皮质下中枢的调节作用，使血管运动中枢及呼吸中枢等皮质下中枢的功能发生紊乱，使全身主要脏器的功能失常，因而发生休克。

【症状】面色苍白，皮肤发冷，出冷汗，血压下降，脉搏细、快而微弱，甚至于腕部（寸口）难以触知或不能触知，呼吸快，体温有时下降 $1\sim2℃$。患者对周围环境没有兴趣；呈迟钝、淡漠及非常软弱状，回答问题时非常缓慢。严重休克的患者似乎失去知觉状态，若不及时急救，可能迅速死亡。

【针灸疗法】针灸疗法对休克有良好疗效。

病例：患儿刘某，六岁，男，门诊号：73487，于1954 年 7 月 29 日突然昏倒，急送入院，诊查时，见患儿面色苍白、神志不清、皮肤冷而湿，脉搏细弱而快。诊断为休克。经用针灸疗法急救，指针人中穴后，患儿神志即清醒，迅速恢复健康。

治疗休克时，常用的针灸疗法：

1. 指针人中穴。

2. 用速刺法或捻转法针刺人中、少商或十宣穴。

对于休克患儿除应用指针或速刺法急救外，并宜使患儿取卧位，头低脚高，保持适当温度，过热能使休克加重。对非常严重的休克患儿，除针治外，亦可皮下注射安息香酸钠咖啡因或可拉明等，作为辅助治疗。

六、小儿失语症

失语症是言语障碍之一,由于大脑皮质的病变所产生的言语、文字的认识或表达失常,而受纳和表达言语的感觉运动器官并未损害的一种言语障碍。

【病因】失语症乃因大脑皮质的言语高级机构"言语中枢"因患脑炎、颅脑损伤、脑出血、脑栓塞、脑肿瘤或脑脓肿等病所致。"言语中枢"位于大脑皮质内,习惯用右手的人的"言语中枢"位于左侧大脑半球内;习惯用左手的人的"言语中枢"则位于右侧大脑半球内。"运动性言语中枢"受损害时,发生运动性失语症;"感觉性言语中枢"受损害时则发生感觉性失语症。

【症状】

1. 运动性失语症　患儿丧失说话的能力,不能用言语表达。患儿虽然尚能理解言语(因感觉性言语中枢尚未遭受损害)但说不出来。较轻的患儿虽然能说比较简单的话,但说话慢而困难,发音不清,说话时常断断续续。

2. 感觉性失语症　患儿听觉虽无障碍,但不了解言语的意义,没有听懂别人讲话的能力。

【针灸疗法】在针灸治疗小儿失语症的实践中,体会到针灸疗法对于患流行性乙型脑炎、麻疹后脑炎、流行性腮腺炎并发之脑炎及颅内出血所发生的失语症是有效的。患儿经针灸治疗后可能痊愈、近愈或显著好转。

84

但针灸对于患脑肿瘤等病而发生的失语症则不能治好。

针治小儿失语症，常用的穴位有：

1. 哑门　针刺时，宜特别小心，仅能针刺2～3分深（中指同身寸），不应深刺。针治时，必须让助手协助固定患儿头部、躯干与四肢，以免患儿于针治时突然乱动，以至于针刺过深，发生危险。针刺前，必须先用碘酒再用酒精认真消毒针刺部位的皮肤。

2. 合谷。

3. 涌泉。

针治手法：进针后，捻转10～20秒，即行退针。

病例：患儿姚某，2岁4个月，女，门诊号49769。于1955年10月8日来我院初诊时，主诉为丧失说话的能力，已将近一个半月。患儿于1955年8月27日突发高烧，曾在某医院住院诊疗，诊断为流行性乙型脑炎。经治疗后，烧退，神志恢复，但不会说话，严重到连一个字也不会说了，而且不会走路。介绍来我院针灸治疗其后遗症。检查：营养尚佳，神志清楚，但不会说话，颈软，两下肢有痉挛性麻痹，两侧膝反射亢进，不会走路，克匿格氏征阴性。印象：流行性乙型脑炎后遗症（失语症并发两下肢瘫痪）。经针治3次后，即能走几步了。针治5次后，会叫"妈妈""姐姐""奶奶"，走路亦较稳。针治6次后，会叫"爸爸""姨"了，能走很快很远，而且能跑。针治17次后，能说许多话。针治25次后说话能力已完全恢复，而且说得很清楚，并且会唱歌，两下肢亦已完全恢复正常。结果痊愈。

针灸取穴：①哑门、合谷、涌泉。②风市、阳陵

85

泉、足三里、三阴交、大肠俞。

七、小儿脑炎后遗症

小儿脑炎有很多种。由特异性滤过性病毒所引起的流行性乙型脑炎是常见的一种。由滤过性病毒所致的麻疹、水痘、流行性感冒及流行性腮腺炎等传染病均可能并发脑炎。杆菌所致的痢疾亦有时并发脑炎。

【症状】流行性乙型脑炎的发病大多数是急骤的，患儿突发高热，并有呕吐、头痛、抽风及嗜睡等症状。常见的体征有颈强直，婴儿则有时可见前囟凸出。或见神志不清、克匿格氏征阳性、布鲁辛斯克氏征阳性及巴彬斯奇氏征阳性等体征。此外，可能发生偏瘫、面瘫及失语等后遗症。

麻疹后脑炎为麻疹的并发症。在麻疹的皮疹出现后第3～5日，当发烧已退的时候，忽然又发高热，并有嗜睡甚至昏迷等现象。此外，常出现惊厥，并可发生偏瘫或单瘫、面神经麻痹、失明、癫痫样发作、智力减退，甚至成为痴呆等后遗症。

水痘有时亦可能并发脑炎，但很少见。大都在皮疹发作时出现体温增高、惊厥、意识障碍、语言障碍、颜面神经麻痹及偏瘫等症。

流行性感冒亦可能并发脑炎，出现惊厥、昏迷、颈强直等神经系统症状，亦可能发生偏瘫、颜面神经麻痹及言语障碍等后遗症。

流行性腮腺炎所并发的脑炎，发生于腮腺肿胀的前后或同时发生。少数病例亦有单独出现脑炎而不出现腮腺肿胀症状。主要症状为发烧、头痛、呕吐、惊厥、昏迷及颈强直等症状。并可发生偏瘫、失语症、耳聋及智力减退等后遗症。

杆菌痢疾患儿亦可能并发脑炎，有发热、惊厥、昏睡、谵妄、颈强直等症，并可能发生偏瘫等后遗症。

【针灸疗法】针灸疗法有促进与帮助脑炎后遗症恢复的作用。因患流行性乙型脑炎、麻疹后脑炎、流行性感冒并发脑炎、流行性腮腺炎并发脑炎及杆菌痢疾并发之脑炎而发生的面神经麻痹、偏瘫、单瘫、失语症及耳聋等后遗症经用针灸治疗后可能痊愈、近愈、显著好转或好转。早期即用针灸治疗，效果较好。

1. 针治取穴

（1）针治颜面神经麻痹取穴：丝竹空、瞳子髎、地仓、颊车、下关、听会、翳风、合谷等。

（2）针治上肢麻痹取穴：肩髃、肩贞、肩井、臂臑、曲池、手三里、支沟、外关、间使、内关、灵道、神门、合谷、大椎与椎旁等。笔者最常应用的穴位为肩髃、肩井、曲池、支沟、合谷与大椎。

（3）针治下肢麻痹取穴：伏兔、阴市、梁丘、血海、阴陵泉、阳陵泉、足三里、上巨虚、阳辅、悬钟、丘墟、解溪、商丘、环跳、承扶、殷门、委中、承山、昆仑、太溪、交信、三阴交、三焦俞、肾俞、气海俞及大肠俞等。笔者最常应用的穴位为梁丘、血海、阳陵泉、足三里、阳辅、三阴交、委中、殷门、肾俞及大肠俞。

（4）针治失语症取穴：哑门、合谷、涌泉等。

（5）针治耳聋取穴：主要采用任伊尊氏针治耳聋时所常用的耳门、听宫、听会、翳风及合谷等穴。

2. 针治手法

（1）针治颜面神经麻痹、偏瘫或单瘫的手法是捻转进针后，待"气至"再捻转数下，即行退针。

（2）针治失语症或耳聋的手法　进针后，捻转10～20秒，即行退针。

病例：患儿张某，3岁，女。于1956年10月23日初诊，主诉：右侧偏瘫，不会说话，已二十余日。发病初期，高烧昏睡4天后，即发现右侧上下肢不会动转，而且不会说话。未发生昏睡前，曾腹泻，每天约4～5次以上，内含脓血，高烧时曾抽风。检查：营养中等，神志清，但不会说话，颈软，右侧上下肢偏瘫，呈强直性麻痹，右侧二头肌反射亢进，右侧三头肌反射（十）右手不能持物，右臂不能高举，右膝反射亢进，右脚呈下垂状挛缩，甚强直，以致不能将脚放平，不会走路。巴彬斯奇氏征右侧阳性，克匿格氏征（土）。印象：中毒性脑炎后遗症（痢疾所引起的）。针治5次后，会叫"爸爸""妈妈""奶奶""伯伯""哥哥""姨"。右手已会拿东西，并能走几步。针治22次后，右臂已能高举，右手能持物，也很有力，右侧上下肢，动作自如，能走很快很远很稳，而且会跑，说话能力亦已完全恢复，亦很清楚。结果痊愈。

针治取穴：

1. 针肩井、肩髃、曲池、支沟、大椎。

2. 针风市、梁丘、阳陵泉、足三里、三阴交、大肠俞。

3. 针哑门、涌泉、合谷。

《八、小舞蹈症》

小舞蹈症是舞蹈症中最常见的一种，也叫做辛德汉（Sydenham）氏舞蹈症，系风湿病的表现之一，所以也叫做风湿性舞蹈症。费拉托夫（H. ф. филатов）氏认为舞蹈病是一种风湿性脑病，多见于5～15岁的小儿，女较男为多。

【症状】小舞蹈病的主要症状为舞蹈动作，患儿发生不自主的肢体舞动，并出现一种极快的不随意运动。例如：耸额、皱眉、眨眼、咧嘴、吐舌、耸肩、躯体扭转、手舞、足蹈等动作。症状大都在清醒时显出，入睡后全部停止。舞蹈症严重的病例，患儿坐不稳，站立走路均不能，不能独自进食或穿衣，且可能发生言语含糊不清。检查时可发现肌张力的减低。小舞蹈症往往与风湿性关节炎或风湿性心脏病合并发生。

【针灸疗法】针灸疗法有促进小舞蹈症恢复的作用，值得广泛试用。

针治取穴：风池、天柱、大椎、身柱、肩髃、曲池、手三里、支沟、合谷、神门、风市、阳陵泉、足三里、三阴交。

针治手法：进针后，待"气至"再捻转约15～30秒，即行退针。或于进针后，留针5～10分钟。

89

病例：患儿任某，九岁，男，门诊号 63303。于 1954 年 2 月来我院初诊，主诉：一个月来右侧上下肢不随意地舞动。右手已不会拿东西，不能穿衣写字、独自进食。走路也发生困难。来院初诊时，望诊见患儿右侧上下肢有突发的不随意运动，肢体的舞动既无一定的方式，亦无一定的节律。切诊时发现患儿心脏稍扩大，听诊时于心尖部听到吹风样收缩期杂音。血沉检查：第一小时末为 26 毫米，第二小时末为 60 毫米。根据病历及诊查结果，诊断为小舞蹈症。经针治两次后，患儿右侧上下肢不自主运动显著减轻。针治 5 次后，右手即能使筷子独自进食，走路亦见显著好转。针治 9 次后，即能写字。针治 12 次后，右侧上下肢已完全恢复正常。共针治 14 次，结果痊愈。

九、小儿风湿性关节炎

风湿性关节炎系风湿病的典型表现之一，时常与风湿性心脏病或小舞蹈症合并发生。

【病因】风湿病的病原，尚未完全确定。一些学者认为风湿病是一种传染病，病原体为一种变种的链球菌。扁桃腺、鼻咽部常为其侵入门户；故常由于咽峡炎而发病。风湿病病原的最普通的理论是传染——变态反应学说。根据这个学说，认为风湿病的主要原因是机体对于链球菌及其产物的变态反应的结果。由于细菌蛋白或蛋白分解产物侵入机体而产生机体的敏感性，在敏感性的基础上链球菌即可能引起风湿病的症状。遗传、严寒、湿冷及既往曾患猩红热等传染病均可能成为风湿病的夙因。

【症状】风湿性关节炎的主要症状为关节疼痛。最常受侵犯者为膝关节，其次为肘关节、肩关节、腕关节、髋关节及踝关节。患部肿胀、潮红，触摸时有灼热感，并有压痛。疼痛与肿胀时常由甲关节移至乙关节，即所谓"游走性多发性关节炎"的特征。脊柱也可能受侵犯，特别是脊柱的颈部。患儿除有关节肿胀疼痛症状外，兼有发烧等症状，且可能因关节疼痛而影响睡眠。

【针灸疗法】针灸疗法是治疗风湿性关节炎很好的一种疗法。患儿经针治数次或十数次，即可痊愈、近愈或显著好转。

针治取穴：针治小儿风湿性关节炎时，可在发病关节附近取穴，例如：

1. 针治风湿性膝关节炎时，可取风市、梁丘、阳陵泉、足三里及委中等。

2. 针治风湿性肘关节炎时，可取曲池或手三里等穴。

3. 针治肩关节炎时，可取肩髃、肩井、肩髎等。

4. 针治风湿性腕关节炎时，可取内关、外关、神门等。

5. 针治髋关节炎时，可取环跳穴等。

6. 针治踝关节炎时，可取昆仑、解溪等。

针治手法：进针后，捻转约 15 秒至半分钟，即行退针。或于进针后，留针 5～10 分钟。

病例：患儿曹某，11 岁，男，门诊号 32317。于 1954 年 5 月来我院初诊，主诉：左膝关节疼痛已 5 天。疼痛剧烈，不能走路，已数夜未能安睡。诊查时见患儿左膝关节红肿、发热、压痛均甚明显。诊断为风湿性关节炎。针刺风市及阳陵泉一次后，即显著好转，关节疼痛迅速消失，当夜即能安眠，次晨能独自行走，局部潮红、发热与压痛均已消失，肿胀亦已显著好转。针治两次后，关节肿胀完全消退，结果痊愈。

十、急、慢性胃炎及胃、十二指肠溃疡

急性胃炎系年长儿的胃障碍（呕吐、疼痛）疾病。慢性胃炎多由急性胃炎转变而成。胃与十二指肠均可能发生溃疡，而成为溃疡病。溃疡症在小儿比较少见。急性胃炎、慢性胃炎、胃与十二指肠溃疡均适合应用针灸治疗，而且治疗方法相同，故在一起介绍。

【病因】急性胃炎的病原有摄食性或传染性两种。摄食性急性胃炎常见的原因是过食水果、蔬菜、糖食，或吃未成熟的水果，质量低劣的食物，引起胃的功能失调；传染性急性胃炎，因吃腐败的食物或陈旧的罐头等，传染物随着食物侵入而发生的。如急性胃炎持续日久或经治未愈，可转成慢性胃炎。

关于胃与十二指肠溃疡的原因有很多学说。根据贝柯夫氏大脑皮质与内脏相关的发病学说，认为溃疡病的发生乃因机体的内在和外在环境的刺激相结合所致。病

92

变的起源是在神经系统的高级中枢，至于植物神经系统与内分泌体液机制的失调是继发性的。溃疡病乃因大脑皮质功能障碍所致。

【症状】急性胃炎的症状是上腹部（胃区）突然疼痛、恶心及呕吐，呕吐时常是剧烈的。望诊时可见到舌苔很厚，切诊时脉象数（脉快）。

慢性胃炎可分为胃酸过多型及胃酸过少型两种。胃酸过多型慢性胃炎的患者，腹上部（胃区）有持续性疼痛，出现酸性嗳气、胃感灼热、呕吐、食欲无改变，胃液检查时可发现胃液酸度增高，含粘液很多。X线检查，胃粘膜皱襞增大与变厚。胃酸过少型慢性胃炎的患者，感觉腹上部（胃区）不适，并有压迫感，出现臭的嗳气与恶心，偶有呕吐。食欲不振，胃液检查可发现胃液的总酸度减低，没有游离盐酸。X线检查可发现胃皱襞数减少与皱襞变薄。

胃与十二指肠溃疡的主要症状为腹上部疼痛，在年长儿的腹部疼痛比较典型，疼痛部位系在胃或十二指肠部。胃溃疡患者，腹上部疼痛大都在进食后半小时至一小时半，持续约1～2小时逐渐消失。十二指肠溃疡患者，腹上部疼痛大都在餐后2～4个小时，持续至再进食时始消失，并常于半夜发生腹上部疼痛，疼痛的性质不一致，有的感觉腹上部胀痛、膨胀、钝痛、灼痛或剧烈疼痛。溃疡病患儿可能发生呕吐或大便黑等症状。多数病例胃液酸度增高，少数病例胃液酸度正常或减低。有些病例大便检查显示大便匿血实验阳性，对诊断很有帮助。X射线钡餐胃肠检查能发现溃疡龛等，对诊断更

93

有帮助。

【针灸疗法】针灸疗法对于急性胃炎确有疗效。

针治取穴：足三里（双）、内关（双）、中脘、胃俞（双）。

病例：患儿赵某，13 岁，男，门诊号 49439。于 1955 年 5 月 24 日中午 12 点多钟突然发生上腹部（胃区）疼痛，因疼痛非常剧烈，乃来我院急诊。患儿除有剧烈腹痛外，呕吐亦甚严重，自发病后已呕吐 4 次，呕吐黄水粘液，及尚未消化的食物。诊查时，见患儿呈现腹部剧烈疼痛状，双手抚扪于上腹部，在诊查台上翻滚，高喊肚子疼。腹部触诊时发现上腹部（胃区）有压痛，腹部其他部位并无压痛，腹部柔软，未触及肿块，舌苔厚，脉象"数"。诊断：急性胃炎。针刺足三里穴后，立即痛止而愈。

94

针灸对于慢性胃炎及胃与十二指肠溃疡病均有疗效，但需治疗较长时期，并非一次或数次针灸即可治愈。若继续治疗须数月之久，可能痊愈、近愈或显著好转。

笔者于针治急性胃炎、慢性胃炎、胃与十二指肠溃疡等胃病时也常采用足三里及中脘为主治穴。足三里属于足阳明胃经，乃足阳明胃经的合穴，中脘乃胃之募穴，故足三里与中脘为治疗胃病的要穴。

针治急性胃炎、慢性胃炎、胃与十二指肠溃疡，除应用足三里与中脘外，若再配合以胃俞穴，则更加有效。按胃俞乃胃之俞穴，中脘乃胃之募穴，俞募相配，是一种很好的配穴方法。除常应用上述各穴外，任脉的上脘穴亦有时应用，上脘乃足阳明、手太阳、任脉之会。手厥阴心包络经之内关穴亦为常用的有效穴。

针治手法：进针后，捻转约 10～30 秒，即行退针；或于进针后，留针 5～10 分钟。

十一、小儿幽门痉挛

小儿幽门痉挛症多见于初生后至 5、6 个月之间，这一阶段为幽门痉挛症的易发期。

【病因】胃肠道受大脑皮质调节。由于中枢神经系统的神经调节失常，受到刺激，幽门部的自主神经兴奋变化，支配幽门的迷走神经过度兴奋，迷走神经中的副交感神经影响幽门括约肌收缩加快而成痉挛。由此可见，幽门痉挛并非全部，是幽门局部的功能病变，乃系皮质内脏间的病理反射。

【症状】幽门痉挛的初期症状大都出现于生后 2～3 个星期。小儿于喂奶后立即发生呕吐，或于半小时后发生呕吐，呕吐常呈喷射状，每天数次至十数次。尿量减少，大便时常秘结，体重停止增加甚至减低。望诊时于上腹部可看到自左向右的胃蠕动波。

【针灸疗法】幽门痉挛虽然可用阿托品治疗，但有发生阿托品中毒的可能。有些患儿应用阿托品治疗效果欠佳。因此，作者自 1955 年开始试用针灸治疗小儿幽门痉挛症。在试用针灸治疗小儿幽门痉挛症的实际工作中，体会到针灸疗法有促进小儿幽门痉挛恢复正常的作用，并且体会到下列各穴是针治小儿幽门痉挛的有

95

效穴。

针治取穴：足三里、内关、合谷、中脘。

针治手法：进针后，捻转约 10～30 秒左右，即行退针。

病例一：患儿赵某，女，两个多月，住院号 34056，于 1956 年 3 月 28 日入院。主诉：呕吐已两个月。患儿自初生以来，每次吃奶后即呕吐，有时吃奶后立即将奶吐出，有时于数分钟或十几分钟或 1～2 小时后将奶吐出。呕吐时常呈喷射状。大便秘结，时常 3～4 天一次。检查：营养甚差，呈消瘦状，发育不良，腹软，有时可见胃蠕动波。诊断：幽门痉挛及营养不良第Ⅲ度。X 射线钡餐胃肠检查时见胃部充盈良好，粘膜、蠕动、柔软度、移动度正常，幽门部初无痉挛现象，后则呈持续性闭锁，窦部长期呈锥状。放射科同意小儿科的意见，诊断为幽门痉挛症。患儿于入院后曾用阿托品、鲁米那等药物治疗三星期之久，并未见效，每日呕吐 4～5 次，甚至 9 次之多，时常呈喷射状。身体消瘦，一般情况欠佳，精神不振，乃于 1956 年 4 月 21 日请针灸科会诊，开始试用针灸治疗。针足三里（双）及内关（双）一次后，呕吐即见好转；第二天呕吐次数减至一天 3 次；经第二次针灸后，呕吐次数减至一天 1 次。一般情况好转，精神亦佳，体重增加。针至 6 次后，呕吐消失，结果痊愈。营养不良，亦见好转。

病例二：患儿王某，3 个多月，男孩，于 1957 年 3 月 15 日入院。主诉：呕吐已三个多月。患儿自生后三天即开始呕吐。呕吐时常为喷射性，自口鼻外喷，并大口吐奶及溢奶，吐量很多。患儿于吃奶或喝水后约 2～3 分钟后即呕吐，因而日渐消瘦。检查：营养不良，呈消瘦状，腹软，有时可看到不太明显的胃蠕动波，未触及肿物。诊断：①幽门痉挛；②营养不良第Ⅱ度。经针刺足三里（双）、合谷（双）及内关（双）一次后，喷射性呕吐即消失，每天仅溢奶 1～2 次，量亦减少。针治 14 次后，溢奶消失，精神好转，一个月之内，体重由 3.8 公斤增加至 4.5 公斤。结果痊愈。

十二、小儿单纯性消化不良

单纯性消化不良，又叫做消化不良性腹泻，系急性的消化紊乱，是小儿科常见疾病之一。

【病因】 喂奶及次数过多，喂养食物的成分不适当或骤然改变；过早添加辅助食品或喂养不足等均能使消化紊乱，引起单纯性消化不良，发生腹泻。夏季的炎热与小儿的过热也是单纯性消化不良的重要因素。

【症状】 腹泻是单纯性消化不良的主要症状。患儿大便次数增多；一日 5～8 次甚至十数次。便内含有大量液体或粘液，呈绿色或黄绿色，带有白色小块，且有酸臭味。腹泻严重时，粪便呈水样，其中混有绿色的粪渣。排便前患儿有哭叫不安的现象，乃因肠绞痛所致。除腹泻外，溢乳与呕吐也是单纯性消化不良的常见症状。小儿于吃奶后立刻或数分钟或经 15～30 分钟溢出凝固或未凝固的乳汁。体重不增，甚至减轻，腹部膨胀，舌上有苔。大便显微镜检查有脂肪球及粘液。

97

【针灸疗法】自 1953 年 8 月至 1954 年 12 月，原北京市第一儿童医院曾有 28 例单纯性消化不良患儿，经用药物及饮食疗法久治未效，乃试用针灸治疗，27 例于针刺双侧足三里穴后迅速痊愈，一例显著好转。有一病例：石某，男孩，六个月，系人工喂养儿，住院号 2084。于 1953 年 8 月 6 日开始针灸治疗时，腹泻已 17 日。在针灸治疗前，患儿曾在我院用表飞鸣、乳酸钙及维生素 B_1 等药物治疗，并曾禁食 12 小时，均未见效，而腹泻次数由每天 7～8 次增加至 16 次以上，大便呈稀水样不消化便。经用针灸治疗 1 次后，显著好转；3 次即告痊愈。针治取穴为双侧足三里穴。通过实践，使我体会到针灸疗法可能是治疗单纯性消化不良的一种特效疗法，是值得广泛试用并深入研究的。

为了进一步研究单纯性消化不良的针灸疗法，北京市儿童医院针灸科于 1955 年初拟订了针灸治疗单纯性消化不良的研究计划，并得到了中央人民政府卫生部、北京市公共卫生局及本院领导与医学科学研究委员会的重视，列为国家医学科学研究题目之一。这一研究工作系在我院医学科学研究委员会的指导下，以及我院小儿内科、化验室、细菌检验室等有关部门协助下，在门诊分两个步骤进行的。

第一步：1955 年 1～7 月，所有该病患儿，不采用禁食等饮食疗法（但对不合理的错误的喂养法，则加以纠正），亦不采用药物疗法，仅用针灸治疗，共计 78 例，结果见表 4。

表4 单纯针灸治疗小儿单纯性消化不良统计表

结　　果				病例总数	痊愈率	平均治愈日
痊愈	显著好转	进步	无进步			
73	3	1	1	78	93.6%	2.7 天

通过实践，使我们深刻体会到针灸疗法对于单纯性消化不良，确有良好疗效。

第二步：1955 年 8～9 月份，做了对照试验。将门诊治疗单纯性消化不良之患儿分为两组：

1. 针灸组　每星期二、四、六上午来院初诊的患儿应用针灸治疗，并配合饮食疗法及药物疗法作为辅助治疗。除针灸治疗外，初诊时先禁食 6 小时，且服用表飞鸣、维生素 B_1 及乳酸钙。

2. 对照组　每星期一、三、五上午来院初诊患儿应用饮食疗法及药物疗法治疗。于初诊时先禁食 6～12 小时，禁食期间多次喂给凉开水、淡茶水或 3％葡萄糖水。母乳喂养的患儿于禁食 6～12 小时后，喂少量母乳并逐渐增加至常量，哺乳时间，逐渐由 5 小时恢复至 4 小时一次或 3 小时一次；人工喂养的患儿于禁食 6～12 小时后，喂稀释的牛乳并逐渐恢复至正常量，喂奶时间由 5 小时一次逐渐恢复至 4 小时或 3 小时一次。除应用饮食疗法外，并用表飞鸣、维生素 B_1、乳酸钙、胃蛋白酶合剂（内含胃蛋白酶与稀盐酸）及鞣酸蛋白等药物治疗。患儿于开始治疗前，均经详细询问与记录病历，并详细检查。兹将针灸组及对照组病历分析结果报告如表5。

99

表5　针灸组及对照组病历分析结果表

分组	开始来我院诊疗前腹泻日数	喂养方法				营养不良		佝偻病	每天大便次数					大便性状		呕吐	精神不振	烦躁	病情	
		母乳喂养	人工喂养	混合喂养	婴儿饭	第一度	第二度		4次以内	5～8次	9～12次	13～16次	17～20次	水样便	消化不良性稀便				重	轻
针灸组	平均13.3天	11	13	7	2	3	4	10	8	15	9	0	1	21	12	13	11	2	28	5
对照组	平均7.9天	14	13	5	2	4	2	11	12	17	5	0	0	23	11	11	9	0	25	9

针灸组及对照组患儿经治疗后结果如表6。

表6　针灸组及对照组治疗结果表

分组	病例总数	有效			无进步	痊愈率	平均治愈日	最短治愈日及其人数
		痊愈	显著好转	进步				
针灸组	33	32	1	0	0	96.9%	2.1天	有17人于针灸后一天内痊愈（针灸一次后痊愈）
对照组	34	25	0	4	5	73.5%	5.7天	仅有一人于应用饮食疗法及药物治疗后两天内痊愈

　　由上表可看出针灸组的重病人较多、疗效较佳，因此，体会到针灸疗法对于单纯性消化不良症确有良好疗效。

　　笔者于1953年8月开始试用针灸治疗单纯性消化不良时，采用了足阳明胃经的足三里穴。当时，笔者认为单纯性消化不良既然是急性的消化紊乱，而胃肠均在肚腹内，采用足三里穴治疗单纯性消化不良是合乎"肚腹三里留"的经验的。同时，也是与马丹阳天星十二穴歌所记载的"三里膝眼下，三寸两筋间；能通心腹胀，善治胃中寒；肠鸣并泄泻"符合的。

笔者在应用与研究针灸治疗单纯性消化不良的实践中，单独针刺足三里穴，即可能治愈单纯性消化不良症，充分证明了经络学说对于针灸治疗取穴确有指导意义。原因是足三里乃系阳明胃经的合穴。除经常应用足三里为主治穴外，亦常配合手阳明大肠经的合谷穴及大肠的俞穴大肠俞。若患儿除腹泻外兼有呕吐时，则常配以手厥阴心包经的内关穴。

针治单纯性消化不良时，可隔日或每天针治一次。应用的手法是进针后，待"气至"时，再捻转约 10～20 秒，即行退针。

除针治外，再配以灸治法为辅助治疗，则效果更佳。灸治时，作者最常采用天枢穴，此外，亦有时灸任脉的神阙穴。为婴、幼儿灸治时，最好应用回旋灸法，每次每穴灸 3～4 分钟。

腹胀严重的患儿，针刺足三里穴虽可能使腹胀减轻，但有时尚难令人满意。可同时再行指针关元与两侧天枢穴，对腹胀的疗效往往很好。操作的方法是以左手拇指在关元穴上按压，同时以右手拇指与食指揉按两个天枢穴，每次约 3～4 分钟。

对单纯性消化不良症，宜用针灸治疗，并纠正错误的喂养法，即能痊愈。若再配合以饮食疗法和药物疗法，则疗效更佳。

病例：患儿章某，1岁，男孩，人工喂养儿。于1955年5月27日开始针灸治疗时，腹泻已46日之久。以前用饮食及药物疗法，曾用过鞣酸蛋白、乳酸钙、维生素B_1及金霉素治疗，并禁食14小时，服中药12天，亦未好转，大便次数反由每天6次左右增加至每天9～14次之多。诊查时，见患儿舌有白苔，腹软但膨胀。大便检查：黄色水样稀便，脂肪球（十），粘液（十）。诊断为单纯性消化不良。患儿于针刺双侧足三里穴1次后，腹泻即显著好转，大便次数减少至每天2～4次，大便由黄色水样稀便转变为黄色软便，显微镜检查未见异常。针治两次后痊愈。

102

十三、小儿肠绞痛

肠绞痛是小儿常见症状之一，是一种阵发性腹痛症。

【病因】肠绞痛系因肠痉挛或肠阻塞所致。胃肠道和其他脏器一样也受大脑皮质调节。大脑皮质与向肠方面发出抑制和兴奋冲动的皮质下部有密切的联系。由于这种神经调节障碍，而发生肠痉挛、急性消化不良、便秘、肠胃充气及上呼吸道感染等症。此外，患肠套叠、肠扭结、急性阑尾炎、急性肠炎及蛔虫症时，都能发生肠绞痛症。

【症状】患儿突然发生阵发性腹痛，腹痛大都在脐部。发作时呈不安状，啼哭惨叫，两腿弯曲，腹部往往因肠内产生大量气体而膨胀。如此反复发作，每次发作持续约数分钟，有时越发越重。

【针灸疗法】肠套叠、肠扭结及急性阑尾炎等外科疾病所引起之肠绞痛，宜急速用外科手术医治，非针灸疗法的适应症。因此，对肠绞痛患儿，必须详细诊查。若肠绞痛因急性肠炎所引起，则宜用磺胺类药物治疗。由于多数蛔虫于肠内扭结成团引起肠梗阻的腹痛，应用氧气驱虫法往往有效。若患儿的肠绞痛乃因少数蛔虫引起，则可应用针灸治疗，待肠绞痛消失后再用使君子等驱虫药物根本治疗之。

对于急性消化不良、便秘、肠胃充气及上呼吸道感染等所引起的肠绞痛，均可以针灸治疗，并能迅速收效。

针治取穴：针足三里（双）、合谷（双）。

针治手法：进针后，捻转约 15～30 秒左右，然后退针，或于进针后，留针 5～10 分钟。

灸治取穴：灸天枢、关元或神阙。

灸治手法：应用回旋灸法，每穴每次灸 3～5 分钟。

病例：患儿黄某，6 岁，女，门诊号 641467。于 1956 年 10 月 26 日初诊，主诉：腹痛已 17 小时。患儿自 1956 年 10 月 25 日下午 6 点突然腹痛。因腹痛剧烈，哭叫不止，一夜未能安睡。腹痛部位系在脐部。未呕吐，亦未发烧。曾服鲁米那（Luminal）及颠茄酊（Tr. Belladonna）等药物治疗，腹痛仍很剧烈。诊查时见患儿正在腹痛，哭叫不止，呈剧烈疼痛状，腹软，无肌紧张及肿块，未见肠型，左下腹部有压痛，拒按，白细胞：8200/mm³，多核：75％，淋巴：25％。印象：肠绞痛。针刺足三里穴后，腹痛立即消失。复灸天枢穴。针灸后患儿安然入睡。

十四、小儿便秘

便秘是小儿常见症状之一，原因很多。

【病因】

1. 肠部机能失常　营养不良、佝偻病及克汀病的患儿往往兼肠壁弛缓而发生"弛缓性便秘"。由于生活习惯不正常，或缺乏体育活动，肠蠕动力微弱与缺乏按时大便的习惯，排便的条件反射难于养成，因而发生便秘。患慢性病后，亦常由于肠壁弛缓，软弱无力，而发生"无力性便秘"，或称"弛缓性便秘"。经常用泻剂与灌肠，亦可能使肠部功能失常，因而发生便秘。有些病例，便秘可能因植物神经系统功能不正常，因而肠部缺乏紧张力所致。大脑皮质的功能状态及其在维持肠紧张力与运动上的调节作用减弱对肠无紧张力状态的发生，乃其重要原因。

2. 饮食不足　由于母亲乳量不足又未适当地给予牛奶，或用稀释过分的牛奶等，均可引起"饥饿性便秘"。小儿饮食若太少，经过消化后，余渣很少，就自然缺乏大便。水分不足也能使大便干燥秘结。饮食不足即可引起营养不良，腹肌软弱，肠肌软弱，缺乏推动力，因而引起大便秘结。

3. 食物成分不适宜　若食物的碳水化合物含量不

足时，肠蠕动就会减低，因而发生便秘。若食物含有多量蛋白质和脂肪，就会发生大便干燥。若所吃食物缺乏渣滓，就容易发生便秘。

4. 幽门狭窄　先天性幽门肥大性狭窄的患儿时常便秘。

5. 肛门裂伤或炎症　小儿肛门部若有裂伤或炎症时，患儿由于惧怕排便时疼痛而强忍不排便，因而引起便秘。

【症状】大便干燥坚硬或数日无大便。而有哭叫不安、不能入睡、食欲不振、精神欠佳等现象。

【针灸疗法】针灸疗法有矫正习惯性便秘而促使其恢复正常的作用。除应用针灸治疗外，应根据病原治疗其本；矫正饮食不足及食物成分，训练按时排便的良好习惯，并注重日常的体育活动。

针治取穴：足三里、天枢、支沟、大肠俞。

针治手法：进针后，捻转约10～30秒，即行退针。

灸治取穴：天枢、气海、大横、大肠俞等穴。

灸治手法：用回旋灸法，每次灸3～5分钟。

病例：患儿周某，女孩，5岁。于1954年11月28日初诊，主诉：自幼即大便经常干燥秘结，排便困难。自昨日起，大便尤为干燥，以致不能排便。检查：营养中等，舌苔厚呈黄白色，腹软无压痛。针足三里与大肠俞后，用回旋灸法灸天枢穴时，患儿肠鸣有欲便感，便出燥屎颇多，立感舒适，此后每天大便1～2次，结果痊愈。

十五、小儿夜间遗尿症

夜间遗尿症是儿童常见的疾病。儿童于夜间睡眠中排尿叫做夜间遗尿症。2～3岁或更小的小儿于夜间遗尿，是一种生理现象。若三周岁以上的儿童于夜间睡眠中不能控制因而遗尿才能叫做夜间遗尿症。

【病因】根据 Духанов 氏意见，儿童夜间遗尿症乃因大脑皮质兴奋性减低所致。当大脑皮质对来自膀胱的刺激的警卫机能消失或减弱时，出现不随意的排尿。

巴甫洛夫氏曾经指出：在正常睡眠时，大脑皮质中有不完全的抑制。睡眠正常的人的大脑皮质仍然遗留个别的觉醒点（警戒点或称值班点），继续执行许多重要的功能。因此，正常的3岁以上的儿童及成人，能于夜间睡眠中自动醒来排尿。患夜间遗尿症的儿童，一般夜间都睡得很熟，不能感到尿意自动醒来排尿。抑制已经扩散到了全部大脑皮质细胞，因此觉醒的警戒点（值班点）就不存在了，所以出现遗尿于床的不正常现象。

临睡前饮入大量液体、教养上的缺欠、智力不足、精神创伤等都是促成儿童夜间遗尿症的因素。

脊椎的腰骶部的器质性异常，如隐性脊柱裂及脊柱裂亦常引起遗尿症。

【症状】小儿于夜间遗尿，一次甚至数次，或隔1～2天至数天遗尿一次或数次。患儿熟睡难醒，不但不能惊醒，有些还能在潮湿衣裤中或潮湿的床褥上继续睡眠。夜间遗尿症的患儿多数自婴儿时期即经常发生或间歇性地发作。

【针灸疗法】患儿的夜间遗尿症用针灸治疗后，可能痊愈、近愈、显著好转或好转。若因脊柱裂或隐性脊柱裂所致，则非针灸所能治愈。

患儿于夜间熟睡遗尿，经针灸治疗后即能于熟睡中感到尿意而自动醒来排尿。

针治取穴：关元、中极及三阴交，气海及肾俞亦有时应用。

针治手法：进针后，捻转约 10～20 秒，即行退针。

灸治手法：用回旋灸法灸肾俞 3～4 分钟，作为辅助疗法。

病例：患儿白某，9 岁，女，门诊号 62528。于 1954 年 2 月入院就诊，主诉：从小即每夜遗尿一次。检查：无异常发现，诊断为夜间遗尿症。经用针灸治疗 3 次后，即能于夜间睡眠中当膀胱胀满时感到尿意，自动醒来排尿。针治取穴：三阴交。

107

十六、膀胱肌痉挛

【病因】膀胱及其括约肌受自主神经系统支配：副交感神经的功用是使膀胱逼尿肌收缩而且使膀胱内括约肌松弛；交感神经的功用是使膀胱逼尿肌松弛而且使膀胱括约肌收缩。副交感神经在膀胱排尿的机制上居于主动地位，交感神经的作用则较为次要。副交感神经与交感神经之间虽然有部分的对抗作用，但在正常时副交感神经与交感神经彼此保持平衡。

来自第三与第四骶节的阴部神经的躯干神经系尿外括约肌的运动神经，功用是随意节制排尿。

正常时，膀胱内积尿相当多时，即有感觉神经冲动传入中枢，发动排尿反射。在意志节制的排尿动作中，神经冲动由大脑皮质下行，通过各神经而达到膀胱，使膀胱逼尿肌收缩而且使内括约肌松弛。若当时环境不便进行排尿，而且膀胱并非过度膨胀时，大脑皮质于必要时对脊髓反射与膀胱的收缩发生阻抑作用。若上运动神经单位对脊髓反射失却了阻抑作用，即能引起无抑制性的神经性膀胱功能失调。由于膀胱逼尿肌的痉挛，因而出现尿频等症状。

【症状】主要症状是尿频。患儿尿意频数，并有尿急等现象。在积尿过程中，膀胱逼尿肌呈无阻制性收缩。膀胱每次收缩时，即有排尿的感觉，因而尿频。

【针灸疗法】针灸疗法有加强大脑皮质调节与管制排尿的作用，故能促进膀胱痉挛的恢复。无阻抑性的神经性膀胱功能失调的患儿于针灸治疗后，可迅速痊愈、近愈或显著好转。

针治取穴：最常应用的穴位是三阴交与关元。肾俞、阴陵泉、中极与气海亦有时应用。

针治手法：进针后，捻转约15～30秒，即行退针。

病例：患儿李某，6岁，女，门诊号64939。于1954年3月来我院初诊，主诉：一个月来小便频数，每天小便次数多至20～30次，且有尿急等现象。检查：身体及小便均无异常发现。诊断：无阻抑性的神经性膀胱功能失调（膀胱痉挛）。针刺三阴交（双）及肾俞

（双）一次后，效果很好，每天小便次数即显著减少。针治3次后，每天小便次数恢复至4~5次。结果痊愈。

十七、小儿尿潴留

尿潴留于膀胱内难以排出，叫做尿潴留，即中医学书籍中所记载的"癃闭"，为极度的排尿困难。

【病因】当膀胱内括约肌发生痉挛，或膀胱逼尿肌的紧张力消失或呈严重的弛缓时，均能使排尿困难，发生尿潴留。

【症状】尿潴留的主要症状为排尿困难。溺"癃"患者小便不利，排尿困难。溺"闭"患者则排尿极度困难，小便点滴难下。若系膀胱逼尿肌麻痹，当膀胱充满尿液无力将尿排出，而出现小腹胀满。膀胱膨胀越严重，则越增加膀胱逼尿肌的麻痹以及使膀胱变为松弛，最后不用导尿管就不能将尿排出。若系膀胱括约肌痉挛，则会因膀胱括约肌的痉挛性强烈收缩而排尿困难，甚至发生尿闭。所谓"神经源性膀胱"的患者，因调节与管制膀胱及其括约肌的神经系统发生紊乱，引起排尿困难甚至闭止，即为尿潴留。

【针灸疗法】针灸疗法有调节膀胱逼尿肌麻痹或膀胱括约肌痉挛的恢复作用；针灸疗法能加强大脑皮质调节与管制排尿动作的能力，促使"神经源性膀胱"患者恢复正常的作用；因此功能障碍性尿潴留患者经针灸治疗后，往往收到很好的效果。用导尿管导尿，有引起膀胱炎的可能，而针灸疗法则无此流弊，故比较安全。

109

尿潴留患者宜及早应用针灸治疗，因为及早治疗，效果较好。若膀胱过度膨胀时再行针灸治疗，则其疗效不如早治为佳。若尿潴留系因器质性病变，如尿道发生器质性狭窄，则非针灸所能治愈，宜用手术或扩张术等疗法。

针治取穴：针三阴交、阴陵泉、足三里。

针治手法：进针后，捻转约 10～30 秒。即行退针。

灸治取穴：灸关元、中极。

灸治手法：应用回旋灸法，每穴每次可以灸 3～5 分钟。

病例：患儿沙某，两个半月，女，住院号 121735。于 1957 年 11 月 2 日因 3 日来不能排尿（患尿潴留）而入院诊疗。入院后因不能自主排尿，每日于下腹部热敷，并进行导尿。因患儿住院经诊疗 8 天后，仍不能自主排尿，乃请针灸科会诊。针三阴交、阴陵泉及足三里穴，并灸关元穴两次后，即能自动排尿。共针灸 3 次，结果痊愈。

十八、支气管喘息

【病因】支气管喘息多发生于 8～12 岁的小儿。支气管喘息是机体的过敏状态。发生支气管喘息的首要因素是大脑皮质调节支气管肌肉活动的皮质下部的功能障碍，引起支气管的自主神经系统的功能紊乱，引起迷走神经系统兴奋性增强，以致支气管肌痉挛，因而发生支气管性气喘。

支气管喘息是由于中枢神经系统的反应性改变，使机体对于各种过敏原的感受性增高所引起的过敏状态。各种气味（例如花粉、毛发，尤其是猫、狗、马等动物的皮毛所发生的气味等）都可能成为过敏原引起支气管性气喘。或是由于食用某些食物（例如鱼、鸡蛋等）引起的。使用奎宁或柳酸制剂等药物亦有引起支气管性气喘发作的可能。细菌亦可能成为引起支气管气喘的过敏原。

【症状】年长儿的支气管性气喘症状与成人相似。年幼儿气喘的症状则稍有不同。

支气管喘息的主要症状为剧烈的呼吸困难。气喘发作时吸气期缩短，而呼气期延长。患儿因吸气不充足而贪婪地吸气，伴有哮鸣，发作时在患儿附近有时可听到哨笛声，胸部听诊时，可听到肺部满布干性笛音性啰音。气喘发作时，患儿唇及四肢发绀，精神显著不安。气喘发作后，精神萎靡无力。患儿气喘可能有不定的周期性反复发作，通常夜间较重，而不能平卧。严重的呼吸困难可能持续 2～3 小时，甚至更久些，然后呼吸困难逐渐减轻，并吐出多量带有泡沫的稠痰。气喘可能于数小时后或次日重复发作，支气管性气喘的反复发作，可能持续数日，然后进入安宁期。经过相当时期，患儿可能又重新出现支气管性气喘的反复发作。于安宁期内，一般自觉良好。

患儿于气喘发作期吐出来的痰内，含有夏科-雷盾（Charcot-Leyden）氏结晶，枯什曼（Curschmann）氏螺旋体及大量的嗜伊红细胞。血液检查时有时可发现嗜

111

酸性粒细胞的增多。支气管喘息患儿用过敏原做皮肤试验时，常呈阳性反应。

【针灸疗法】针灸疗法能加强大脑皮质的调节与管制功能，能促使大脑皮质功能紊乱恢复正常，故可能促进支气管性气喘的恢复，使气喘减轻和减少气喘的反复发作。若能持续较长时间针灸治疗，可能得到痊愈、近愈或显著好转的效果。

针治取穴：椎旁、大杼、风门、肺俞、合谷、曲池。

针治手法：进针后，捻转约10～30秒，即行退针。

灸治取穴：椎旁、大杼、风门、肺俞，每次灸3～4分钟。

病例：患儿刘某，10岁，男。于1954年10月14日来我院针灸科初诊，主诉：近十余日气喘不止。患儿自4年前开始时常气喘，尤以秋冬两季喘息发作最勤。十余天来气喘又发作而且严重，夜间气喘较重。除气喘外，并有咳嗽，且有带泡沫的粘稠痰咳出。喘息发作时，患儿感到呼吸困难。曾用麻黄素治疗，但效果不佳，故来针灸。检查：营养中等、咽红、扁桃腺稍大。患儿吸气期缩短，而呼气期延长且伴有哮鸣，在患儿附近可听到哨笛声，唇及指甲发绀，呈呼吸困难状。胸部听诊时有干性笛音性啰音。诊断：支气管喘息。患儿经针刺合谷、大杼、风门、肺俞1次后，气喘即消失，将近一年之久未有发作。于次年9月21日又气喘发作1次，经针刺合谷及肺俞1次后，喘息减轻。继续针灸治疗，喘息消失，至今已很久未再有喘息的发作，前后共针灸41次。

十九、急性扁桃腺炎

急性扁桃腺炎,也叫做咽峡炎,俗称"喉痹"或"乳蛾"。

【病因】由链球菌、肺炎双球菌或葡萄球菌等感染所致。神经系统调节功能的失调是发生急性扁桃腺炎的主要原因。由于疲劳过度、精神受刺激、气候骤然改变,以致身体抵抗力减弱。因而链球菌、肺炎双球菌或葡萄球菌等乘虚侵入,因而引起急性扁桃腺炎。

【症状】发烧、咽部疼痛。吞咽时咽部疼痛加剧,因而畏食,甚至饮水也减少。有的患儿有寒战、头痛及关节酸疼,食欲不振,或有呕吐等症状。

局部症状有扁桃腺红肿。在急性扁桃腺炎患儿,则见扁桃腺红肿,扁桃腺表面及其深处并无伪膜。在急性滤泡性扁桃腺炎,在发炎的扁桃腺上有白色或黄白色的如针头或豌豆般大小的乳块状伪膜,这种伪膜容易除去。在急性陷窝性扁桃腺炎,在扁桃腺深处有黄白色小斑点。急性扁桃腺炎患儿时常伴有颈部淋巴腺肿大。检查血液时,常有白细胞显著增高的现象。

【针灸疗法】针灸疗法有促使急性扁桃腺炎痊愈的作用。对于急性扁桃腺炎患儿的咽部疼痛,有良好的止痛作用。

针治取穴:合谷、少商、颊车。

针治手法:进针后,捻转约 15～30 秒,即行退针。针刺少商穴后,宜遵循"热则疾之"的原则,于针刺后

113

急出其针，以泻其热。若针刺少商后，放一点血，更有助于退烧。

一般患儿仅用磺胺类药物或针灸治疗均可。对于严重患儿，除针灸治疗外，宜配合磺胺类药物或青霉素等药物治疗。

病例：患儿黄某，12岁，男孩，门诊号34093。于1956年3月29日入院，主诉：咽部疼痛已4天。患儿于3月26日开始发烧，并出现咽部疼痛，吞咽食物或饮水时甚至咽唾液时咽部疼痛均觉加重。曾服磺胺噻唑等药物，并且注射青霉素，但咽部依然疼痛，吞咽及饮水时咽痛仍甚严重。望诊：患儿扁桃腺肿赤均甚严重，右侧扁桃腺上且有黄白色伪膜。颈部两侧淋巴结均肿大，且有压痛。咽部拭子培养出甲类链球菌。诊断：急性滤泡性扁桃腺炎"单乳蛾"。患儿经诊查后，立即施行针治。于针刺合谷及颊车后，咽部疼痛立即解除。患儿甚感惊奇，吞咽唾液，亦未感觉咽痛。检查：扁桃腺已不肿赤，扁桃腺上的黄白色伪膜亦已消失。颈部淋巴腺肿大及压痛亦均消退。结果：针治后迅速痊愈。

二十、腰椎麻醉后头痛

【病因】腰椎麻醉后常并发头痛。有人认为腰椎麻醉后头痛的原因系因脑脊髓液由腰椎穿刺孔外溢，致颅压降低所致。

【症状】患者于腰椎麻醉后发生头痛。有些患者平卧时仍有头痛，坐起或下地时头痛则更加严重。头痛部位多在额部、颞部或枕部，有时位于顶部。头痛多于腰椎麻醉后数小时至 1～2 天后发生。摇头，咳嗽或用力时头痛往往加重。比较严重的患者除头痛外，往往同时有恶心、呕吐等症状。

【针灸疗法】 很多腰椎麻醉后患者头痛非常严重和痛苦，实难忍受；因此北京协和医院针灸治疗室李绮芳同志自 1955 年 8 月，试用针灸治疗腰椎麻醉后头痛 84例，结果有 81 例于针灸治疗后迅速痊愈，平均治愈日为 2.01 天。其余 3 例亦显著好转，只因急欲出院，而未能完成治疗。很多患者于开始针治前头痛严重，即使在平卧时仍有较重的头痛，坐起或下地时头痛则更加严重。很多患者皱眉闭目、怕震，甚至出冷汗、躁动不安，有时哭泣。针治后绝大多数患者立即痛止。有些患者于初次针治后头痛立即消失而未再发作。有些患者虽然于初次针治后立即止痛，经过数小时或十几个小时后头痛复发，但其头痛程度较未针治前显著减轻，经继续针治后头痛完全消失而痊愈。

笔者于应用针灸治疗小儿腰椎麻醉后头痛的实践中，也收到了很好的效果，患儿于针治后立即痛止，因而体会到针灸疗法有促进腰椎麻醉后头痛恢复的作用。

针治取穴：根据李绮芳同志试用针灸治疗腰椎麻醉后头痛的体会，腰椎麻醉后额部头痛用头维与印堂效果较好；颞部头痛宜用太阳与头维；枕部头痛宜用风池与天柱；顶部头痛宜用百会。除按腰椎麻醉后发生头痛的部位采取适当穴位外，亦应配合列缺或合谷。笔者于针治小儿腰椎麻醉后头痛时，采用了上述取穴法。

115

针治手法：进针后，捻转约 30 秒至 1 分钟，即行退针。或捻转约 30 秒至 1 分钟后，留针 5～10 分钟，再行退针。

病例：患儿安某，13 岁，男。1957 年 2 月 5 日因患右侧先天性腹股沟斜疝入院治疗。患儿于 2 月 7 日在腰椎麻醉下施行疝修补手术，过程顺利，但手术后发生头痛头晕，晕痛部位在前额，疼痛甚严重。患儿并感恶心，呕吐 3 次。请针灸科会诊。会诊时，见患儿正处于严重头痛状态，患儿闭目，不愿睁眼，但卧于床上，双手抱头，头不敢转动。头软，克匿格氏征阴性，巴彬斯奇氏征阴性。印象：腰椎麻醉后头痛。针印堂、合谷及列缺穴一次后，头痛立即显著好转，收到立竿见影之效；针两次后，即迅速痊愈。

第七章 通过针灸治疗儿科病症的实践对针灸治病原理的认识与体会

针灸疗法是祖国宝贵医学遗产之一，数千年来应用针灸治病的宝贵经验证明针灸治疗范围很广，对好多种疾病确有疗效。针灸为什么能治病？这是一个需要研究的问题，现谨将我对针灸治病原理的认识与体会提供出来，敬请专家及同道们指正。

经络学说在中医学理论基础中占有很重要的地位，数千年来指导针灸疗法应用于临床而且行之有效，因此，对于经络学说应当非常重视，而且应当深入钻研学习。中医学最古的医书《内经》在经脉篇内明确指出："经脉者，所以能决死生，处百病，调虚实，不可不通。"由此可见，经脉是非常重要的。

根据祖国的医学记载，人身有十四经脉，所谓十四经脉，就是全身气血循行的通路。气血的循行，由手太阴肺经开始，依次经过手阳明大肠经，足阳明胃经，足太阴脾经，手少阴心经，手太阳小肠经，足太阳膀胱经，足少阴肾经，手厥阴心包络经，手少阳三焦经，足少阳胆经及足厥阴肝经；然后由足厥阴肝经又回到手太阴肺经；气血就是这样的在十二经内周而复始地循环不息。气血循行一周回到手太阴肺经以后，另有一个分支：气血由手太阴肺经经过督脉与任脉，然后由任脉又回到手太阴肺经。十四经脉的支别，再加上脾之大络，叫做十五络脉。针灸刺激经络后，可以起到疏通经络、宣导气血、补虚泻实的作用，而能治疗疾病（图11）。

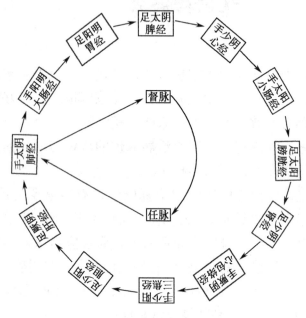

图11　十四经循行示意图

118

十四经脉虽然在解剖上尚无迹象可寻，但在针刺经穴时酸、麻、胀等感觉的感传路线时常与十四经脉的循行路线相符合。例如：针刺肾俞或大肠俞等经穴时的酸、麻感，时常是沿着足太阳膀胱经的循行路线向下传导的。

经络学说表明了十四经上的经穴都分别与其有关的

内脏发生关联。1947年，当我更深入一步学针灸时，先父任作田根据其四十来年应用针灸治病的宝贵经验，曾强调指出："某些经穴确实与某些内脏有密切联系。例如：针刺足阳明胃经的足三里穴对于急性胃炎等胃病，时常会发生极其明显而且良好的疗效。"不久以前，前苏联乌克兰生理研究所的福利波尔特教授发现皮肤的某些部位（皮肤活动点）与其相关的内脏有特殊的密切联系，并且可由皮肤活动点的电位变化，测定与其相关的内脏的变化，而且已经发现中国的针灸疗法治疗某些脏器疾患所用的经穴，有很多是与前苏联所发现的皮肤活动点与其相关内脏的关系是相符合的。因此，经络学说对于针灸治疗取穴是有指导意义的，是应当重视而深入研究的。

在应用针灸的临床工作中，初步体会到应用针灸刺激经穴，主要是刺激分布于该经穴的神经。当针刺经穴时，患者感到酸、麻、胀、沉重或触电样感觉，而且这种感觉时常可以传得很远，例如：针刺足阳明胃经的足三里穴时常可以麻到脚背。由于针刺经穴时所产生的感觉，与神经受到刺激时所产生的酸、麻等感觉是相同的，例如：针刺足阳明胃经的足三里穴时所产生的酸、麻等感觉，与刺激小腿的腓深神经时所产生的酸、麻等感觉是相同的。此外，针刺治疗某种病症时，若于针刺后适量放血（应用针刺放血的方法）的效果常比单独针刺更为有效。例如：针刺少商穴，对于急性扁桃腺炎引起的高烧，虽亦有效，但不如针刺少商放血的效果明显而迅速。因而体会到针灸刺激经穴，主要是刺激分布于

119

该穴位的神经；有时除刺激神经外，也同时刺激了血管。

根据治疗的体会，针是物理疗法，灸亦相同；或使神经兴奋，或抑制神经。使我对于针灸治病的原理有了初步的认识，认识到针治是应用金属等制成的针刺激神经的物理疗法，灸治是应用艾绒等燃着后所产生的温热刺激神经的物理疗法；应用针灸给予神经以弱刺激时，可以产生兴奋作用；给予神经以强刺激时，可以产生抑制作用；而能达到"虚则补之，实则泻之"的目的。

通过对维金斯基学说的学习，使我认识到这样的解释是合乎维金斯基学说的。维金斯基氏在研究中曾发现：当用电流刺激神经的时候，在一定范围内，增强电流强度或增多刺激频率，能使肌肉收缩相应地增强；但若继续增强刺激电流即强度或增多刺激的频率时，则肌肉的收缩反而减弱，甚至完全没有反应。维金斯基认为每一种具有兴奋能力的组织，能接受刺激而发生最大最适宜的反应，都必须有一定的最适宜的强度和频率。这个最适宜的强度，叫做良性强度；这个最适宜的频率，叫做良性频率。良性强度和良性频率，对于这种组织来说，就是良性刺激。如果刺激的强度和频率超过了良性刺激的范围，就要引起抑制性反应。

在应用针灸治病的实际工作中，我们可以看到针灸疗法，不但可以促进与帮助颜面神经麻痹的恢复，而且可能促使颜面神经痉挛好转。其中原理是可以应用维金斯基学说解释的，因为维金斯基曾说："身体组织对刺激的反应是兴奋还是抑制，主要由该组织的机能活动性

120

来决定，而机能活动性又受刺激的质和量所影响。"外界刺激能够引起组织功能活动性的改变，较弱的或低频的刺激可以恢复和提升组织的功能活动性，能够恢复和提升组织的兴奋能力。因此，应用金属等制成的针给予分布于丝竹空、瞳子髎、下关、听会、颊车及地仓等经穴的颜面神经以机械性的弱刺激时，能够给予颜面神经以良性刺激，恢复和提高颜面神经的功能活动性，和提升颜面神经的兴奋能力，而能促进与帮助颜面神经麻痹的恢复正常。身体组织受过强或过频的刺激时，功能活动性就会低下，而能引起抑制性反应。因此，应用金属等制成的针给予分布于丝竹空、瞳子髎、下关、听会、颊车及地仓等穴的颜面神经以机械性的强刺激时，可使神经由高度兴奋转变为抑制，引起抑制性反应，而能使颜面神经痉挛好转。

维金斯基氏通过实验曾经证明：外界刺激如果过强或过频，能使身体组织的功能活动性降低，以至变为零，能使身体组织的兴奋性与传导性减退以至于完全丧失，甚至可能走向死灭。若将外界刺激及时除掉，组织亦有可能恢复正常的兴奋性与传导性。维金斯基氏根据这个事实，于1901年提出了间生态学说，认为组织的这种间生态是一种特殊的变态的兴奋状态，对外的表现是一种抑制状态；而且认为间生态与兴奋是可逆的，相互移行的，间生态的发展与恢复，可以表示如下：

静止 ⟷ 活动 ⟷ 半生 ⟶ 死灭

├── 兴奋状态 ──┤

维金斯基氏发现当组织受外界劣性刺激时，引起组

121

织功能活动性低下而向零的发展过程中，也就是在间生态发展过程中，出现一系列的位相变化：

（1）均等相：组织对强刺激与弱刺激出现同等的反应。

（2）反常相：组织对强弱刺激的反应，出现反常的效果，也就是强刺激却引起弱的效果，而弱刺激反而引起强的效果。

（3）抑制相：组织对任何刺激，完全不反应。

均等相、反常相与抑制相在半生发展和恢复过程中，是可以相互移行的：

正常⇌均等相⇌反常相⇌抑制相→死灭

维金斯基氏在研究兴奋与抑制的实验里，证明在组织功能活动性范围内刺激愈强兴奋也愈大；但在组织功能活动性范围之外，过度的刺激，反使组织由兴奋移行到阻抑。这说明抑制是在兴奋的基础上产生的，是由兴奋转变而来的。根据维金斯基学说可以解释应用金属等制成的针给予神经以机械性的弱刺激时，可以引起兴奋作用，达到"虚则补之"的目的；应用金属等制成的针给予神经以过强的刺激时，能使组织过度兴奋，而能在兴奋的基础上转变为抑制，而能引起抑制性反应，达到"实则泻之"的目的。

当机体接受超过正常生理所能容忍的限度以外的刺激时，一方面由于刺激的质和量的不同，一方面由于个体神经系统的功能活动性的差异，而能引起组织产生各式各样的反应。刺激愈激烈或神经系统的功能活动性愈低下，则组织愈呈阴性营养反应，而能表现出肿胀、化脓、坏死、溃疡、萎缩、变性、退化、硬化及功能失调等病理变化。这一类病理变化的本身，又成了内在刺激，再反过来影响神经系统，尤其是大脑皮质功能更为失常。如此往返循环不已，形成了病理的恶性循环。据斯别兰斯基氏的意见，肌体从接受刺激到出现反应中间的反射机制如下：

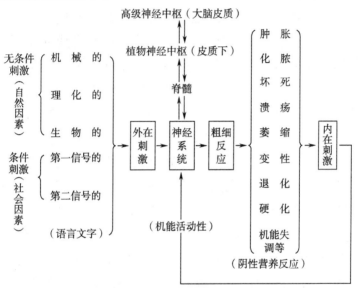

由此可知发病的主要机制是：病原刺激—神经系统—组织反应（阴性营养反应）。例如：当可以引起小儿麻痹症的滤过性病毒侵犯人体中枢神经系统，尤其是侵犯了脊髓前角灰质时，身体组织的功能活动性受到劣性刺激因而低下，甚至变为零，身体组织的兴奋性与传导性减退，以至于完全丧失，也就是说身体组织移行为间生态，组织产生了阴性营养反应，因而引起肢体的麻痹。这种劣性刺激不但使局部神经组织移行为间生态，而且能促使大脑皮质功能失调，形成恶性循环。维金斯基氏认为间生态与兴奋是可以互相移行的，因而处于半生状态的神经组织可能移行到兴奋；也很可能走向死亡，而引起肢体的残废。为了解除或减轻小儿麻痹症患儿肢体麻痹的痛苦，笔者自 1953 年曾经试用针灸治疗此病。数年来在应用针灸治疗小儿麻痹症的实际工作中，体会到针灸疗法有促进与帮助小儿麻痹症恢复的作用，并且体会到针灸能够促进与帮助小儿麻痹症恢复的原理，是可以根据维金斯基功能活动性学说与间生态学说加以解释的，应用金属等制成的针给予神经以微弱的良性刺激，能够提高神经系统的功能活动性，能使组织由阴性营养反应转变为阳性营养反应，能够发生抗间生的作用，使脊髓前角内已被滤过性病毒侵害因而处于半生状态的介乎生死之间的运动神经细胞移行到兴奋，而且能够消除病理的恶性循环，并恢复神经的兴奋能力，使处于间生性抑制状态的肌肉恢复，而能促进与帮助小儿麻痹症的恢复。因此，在应用针灸治疗小儿麻痹及其后遗症的实践中，可以看到小儿麻痹症经用针灸治疗后得以痊愈、近愈、显著好转或进步。甚至麻痹已一两年以上才开始针灸治疗之小儿麻痹症后遗症，仍可能于长期针灸治疗后有进步或显著好转。

中医研究院鲁之俊院长认为针灸疗法有调整神经的功能，针灸治病的原理与苏联的神经病理学说极为一致。（鲁之俊．新编针灸学．重庆人民出版社，1950）朱琏院长认为针灸之所以能够治病，主要是由于激发和调整身体内部神经的调节和管制机能（朱琏．新针灸学．人民卫生出版社，1954）；并曾提出针灸疗法有帮助大脑皮质发挥保护性抑制作用的功能（1952年健康报215期"针灸疗法的实验"）。

根据巴甫洛夫高级神经活动学说，整个机体及其各部均处于大脑皮质调节与管制下。全部植物神经系统（包括交感神经与副交感神经）亦处于大脑皮质的调节与管制之下。根据巴甫洛夫高级神经活动学说，大脑皮质为机体一切功能的管理者和支配者。根据贝柯夫氏大脑皮质与内脏相关学说，大脑皮质管制着一切内脏活动，大脑皮质可以调节一切内脏功能。巴甫洛夫氏认为神经系统，特别是大脑皮质，不仅在平常状态下调节机体各部；即使在病的条件下，中枢神经系统的高级部位在调节机体功能协调与维持机体和环境的平衡上，也有着首要意义。这一首要部位的功能遭到破坏，便发展为疾病。

125

通过对巴甫洛夫高级神经活动学说的学习，在应用针灸治疗小儿单纯性消化不良及夜间遗尿症等多种疾病的实践中，体会到了针灸治病的原理是可以应用巴甫洛夫高级神经活动学说与贝柯夫大脑皮质与内脏相关学说加以解释的。笔者自1953年起在实践中证明针刺足阳明胃经的合穴足三里，对于小儿单纯性消化不良不但有疗效，而且疗效很好，使我深刻体会到经络学说对于针灸取穴确有指导意义，而且体会到足三里穴与胃有密切联系。针刺小腿上的足三里穴不但能治疗单纯性消化不良的腹泻，而且也能治疗习惯性便秘。针刺同一穴位却能治疗相反的病症，盖因针刺激神经后，能够加强大脑皮质的调节与管制功能，使大脑皮质兴奋与抑制两种基本神经过程的平衡得以恢复，故能治疗很多种疾病。笔者在应用针灸治疗儿童夜间遗尿症的工作中，观察到一般患儿于针灸治疗前夜间睡熟而不能自动醒来排尿，但在针灸治疗后时常能使遗尿症痊愈或显著好转的机制，是应用金属等制成的针刺激分布于关元或三阴交等穴位的神经后，能够在大脑皮质建立或加强管制排尿动作的警戒点（或称值班点），加强了大脑皮质管制排尿动作的功能，于睡眠中当膀胱胀满的时候，能够感到尿意即刻自动醒来排尿。通过针灸治疗儿童夜间遗尿症的实践，使我更加深刻地认识到针灸之所以能够治病，是因为针灸能够加强大脑皮质的调节与管制功能。

应用金属等制成的针刺激神经时，能够在大脑皮质产生一个新的兴奋灶，使原已存在于大脑皮质的病理兴奋灶受到抑制，因而在临床上可以看到针刺前臂的列缺或手上的合谷穴可以治疗头痛。

针刺人中穴能迅速治好休克的原理是可以这样解释的，应用金属等制成的针给予分布于人中穴的神经以机械性刺激时，可以在大脑皮质引起兴奋过程，而能解除病理性超限抑制，而能迅速治好休克。

总结

针灸疗法是祖国宝贵医学遗产之一，实践证明针灸确能治病。根据经络学说可以解释针灸为什么能治病。针灸刺激经络后可以起到疏通经络，宣导气血，补虚泻实的作用，故能治病。通过应用针灸治病的实践，初步体会到针灸治病的原理，不但可以根据经络学说解释，

126

而且可以应用维金斯基功能活动性学说与间生态学说、巴甫洛夫高级神经活动学说及贝柯夫大脑皮质与内脏相关学说加以解释。

应用金属等制成的针或艾绒等燃着后所产生的温热给予神经以弱刺激时，可以产生兴奋作用；应用针灸给予神经以强刺激时，可以产生抑制作用，而能达到"虚则补之，实则泻之"的目的。

应用金属等制成的针或艾绒等燃着后所产生的温热刺激神经后，能够提高组织的功能活动性，发挥抗间生的作用，使组织由阴性营养反应转变为阳性营养反应，能够加强机体的反应性，能够加强大脑皮质的调节与管制功能，和调整大脑皮质的功能活动，使大脑皮质兴奋与抑制两种基本神经过程的平衡得以恢复，使高级神经活动的障碍得以恢复，因而能治好很多种疾病。

针灸疗法是科学的，针灸治病的原理是值得深入研究的。

127